門脇 孝 著

医学のすすめ

すべては患者の幸せと
医療の発展のために

西村書店

学問の発展と患者さんへの還元を信じて

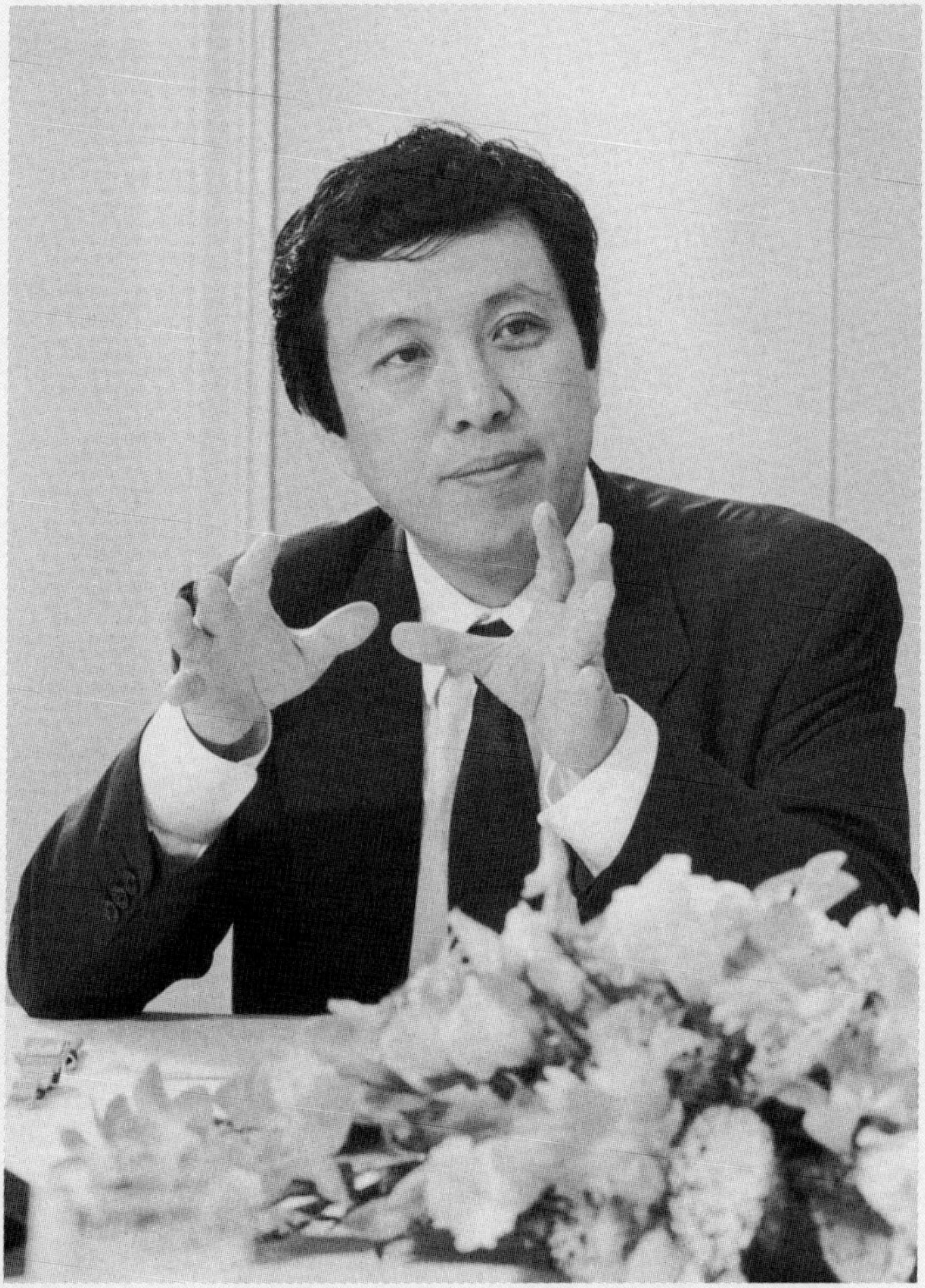

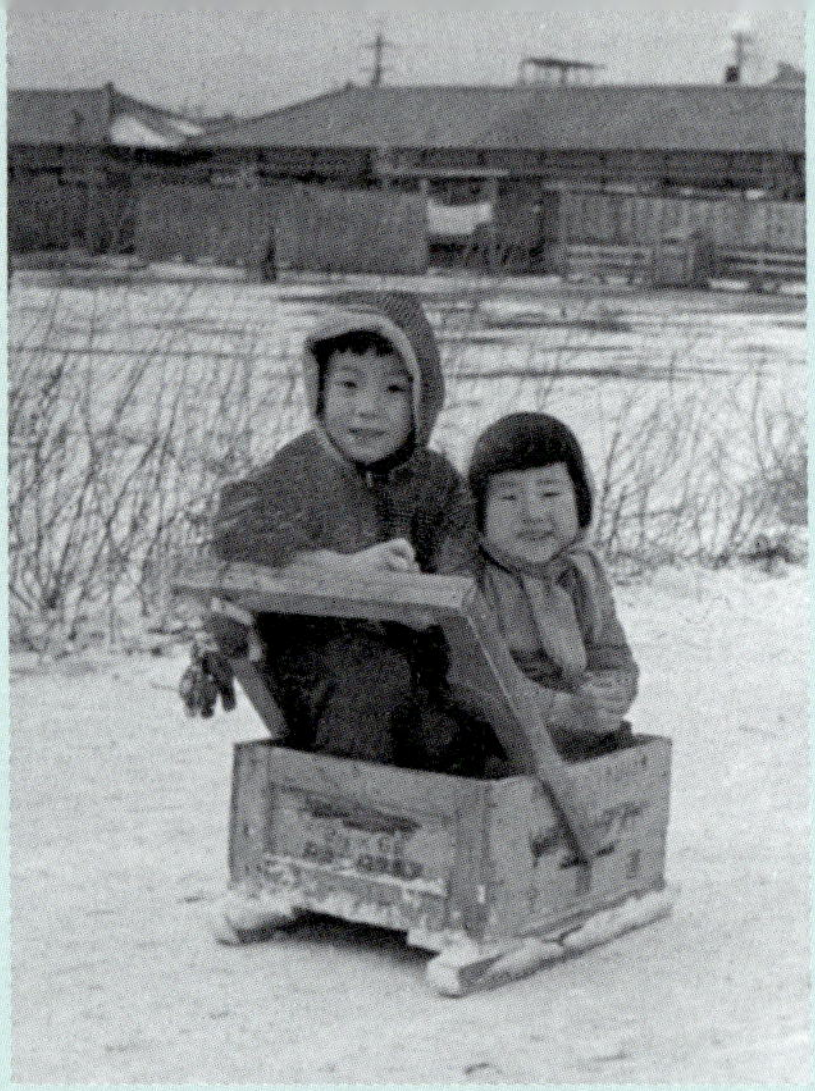
青森の子供時代 —— 左が私（1956年）

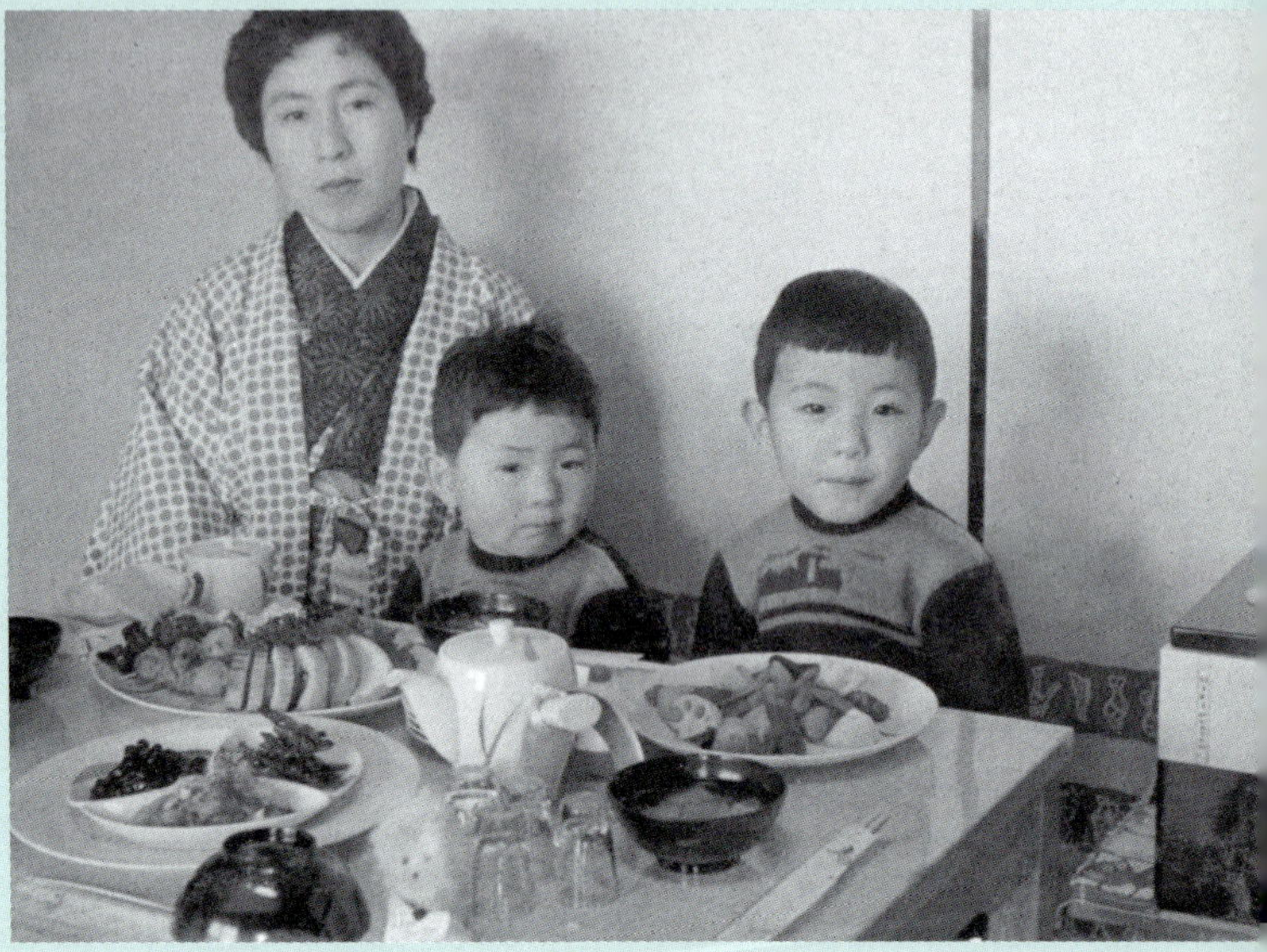
母、弟と —— 右が私（1956年）

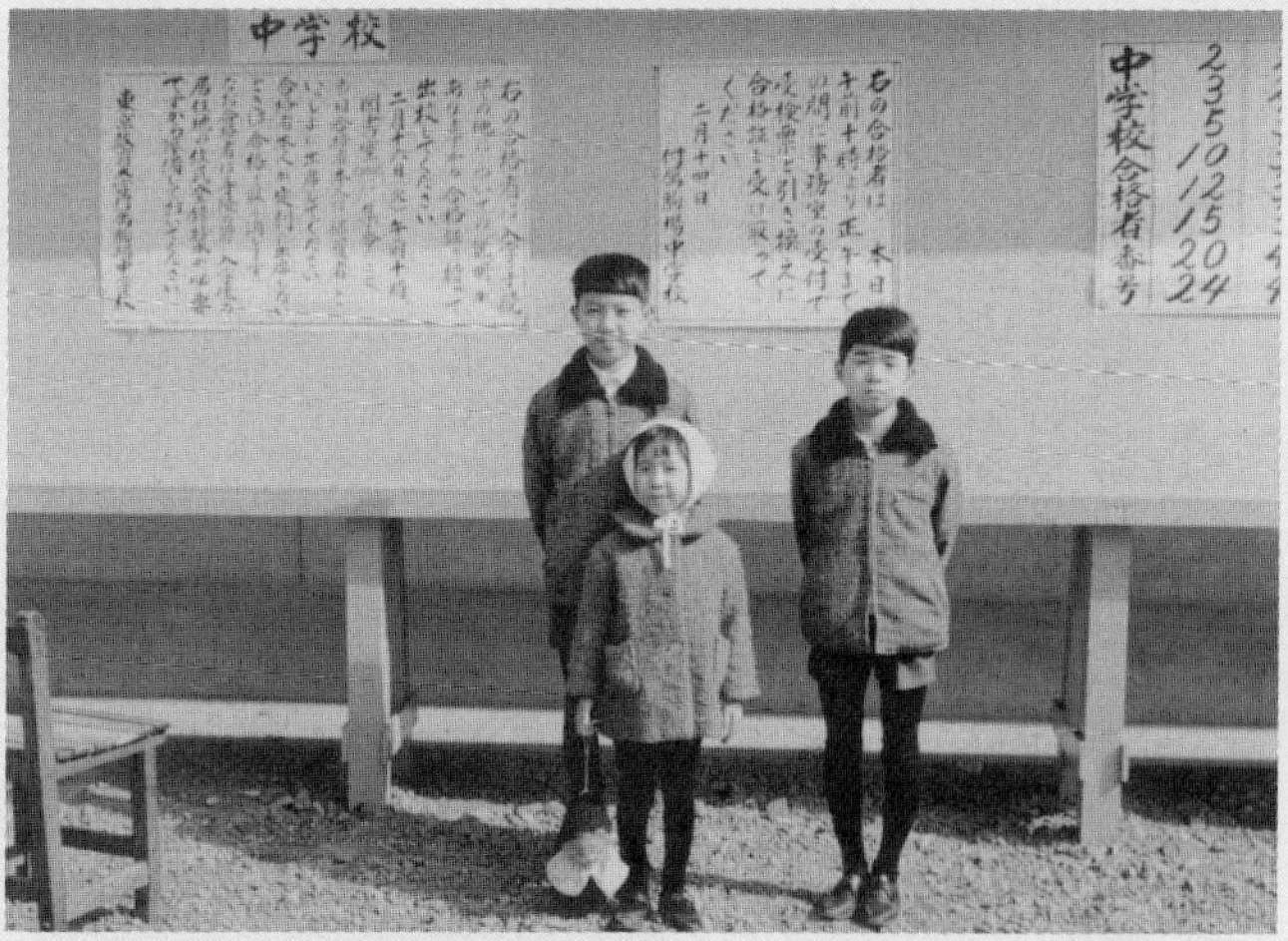

中学の合格発表 —— 左が私（1965年）

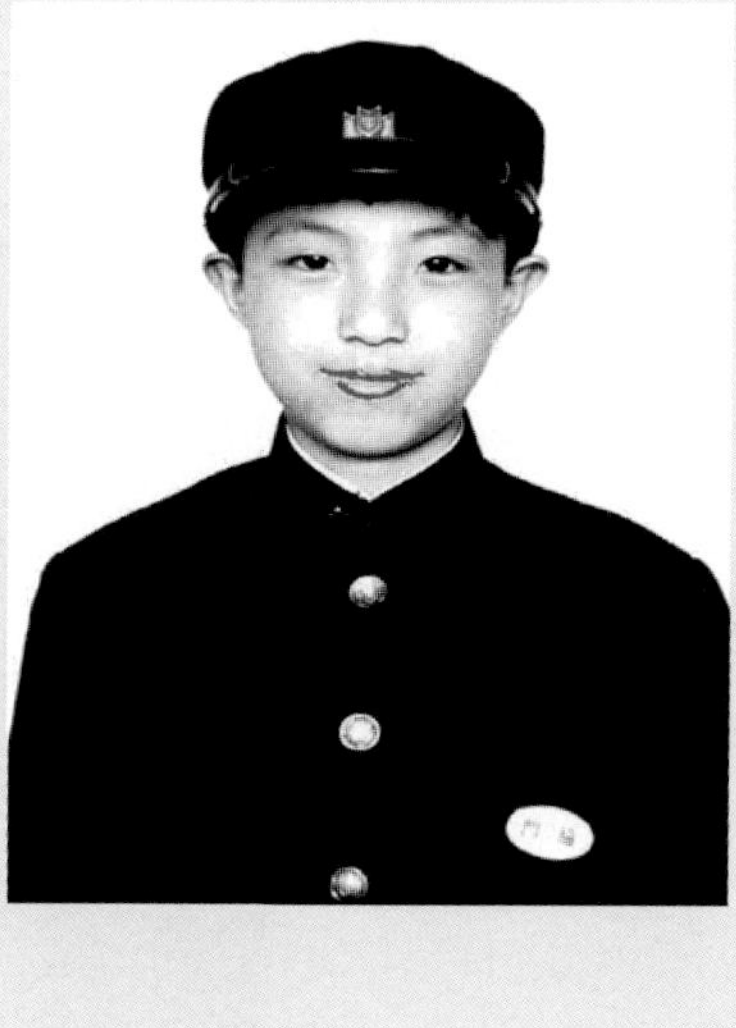

中学生の頃（1965年）

NIH留学中 ── シミアン・テイラー博士と（1989年）

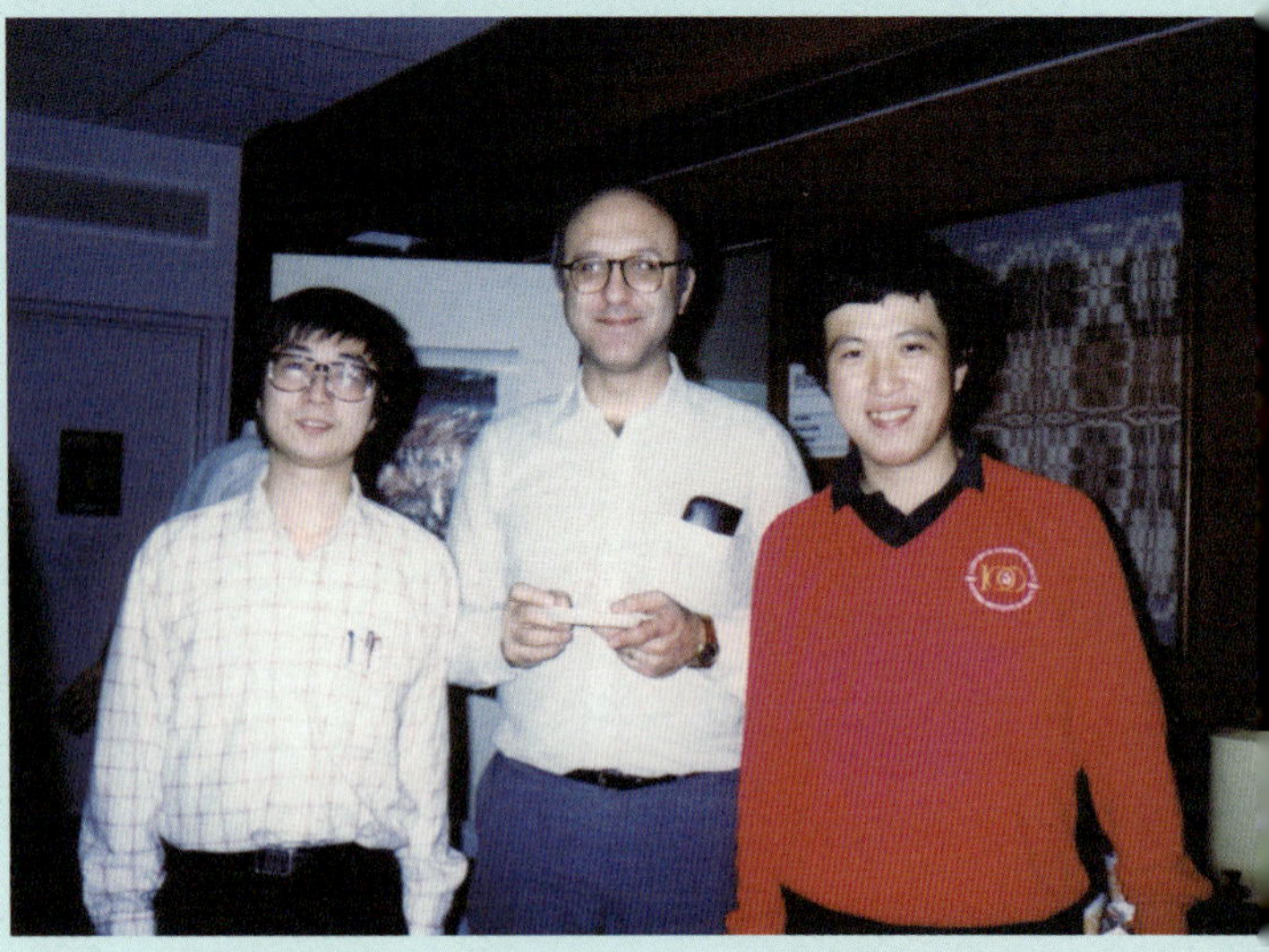

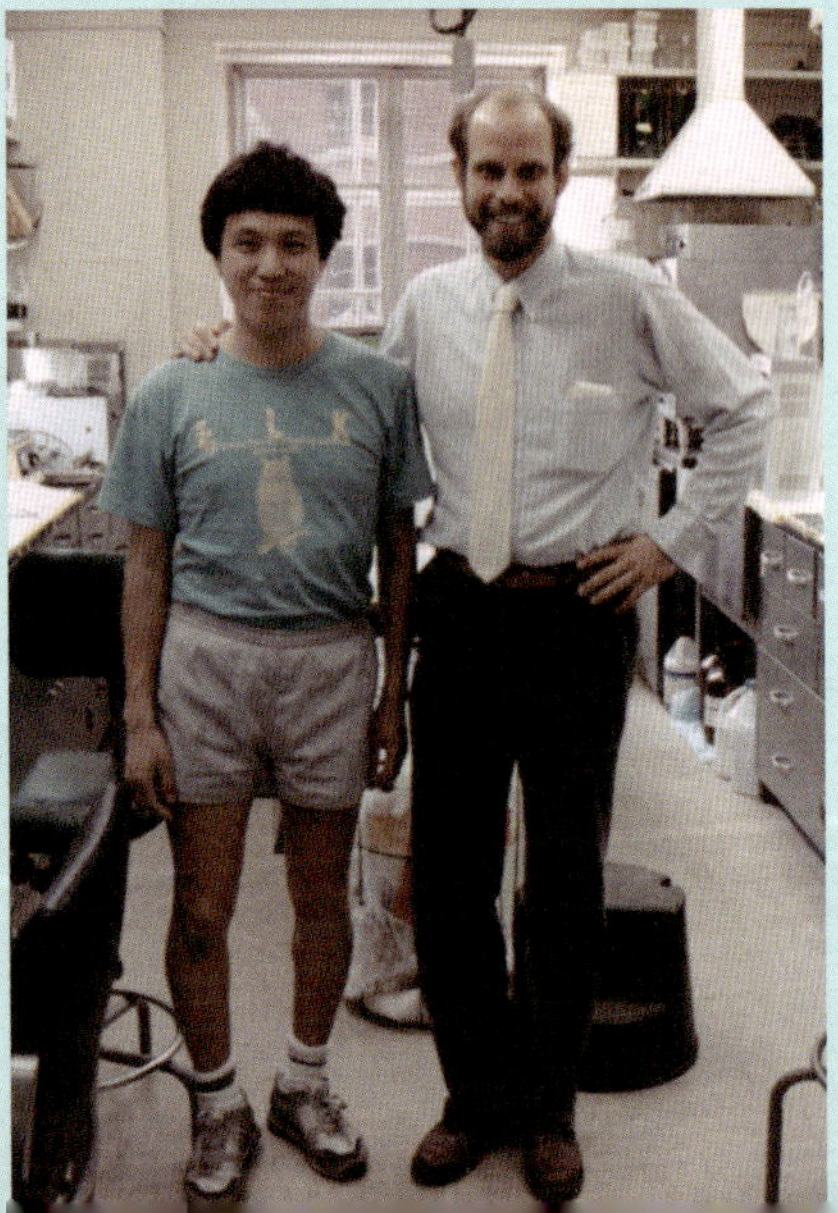

NIH時代の研究仲間であるチャールズ・べヴィンス博士と（1987年）

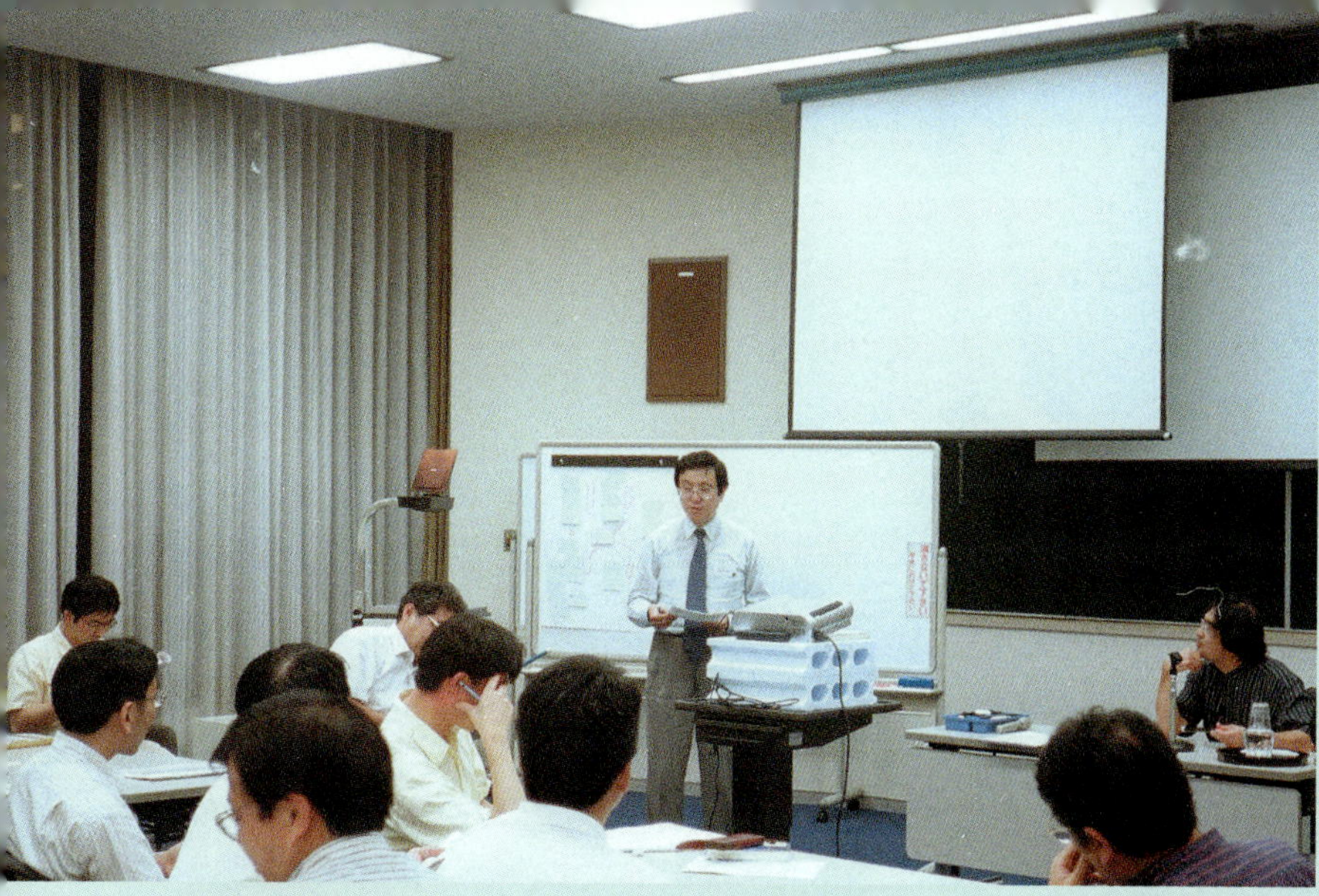

講義風景（2000年）

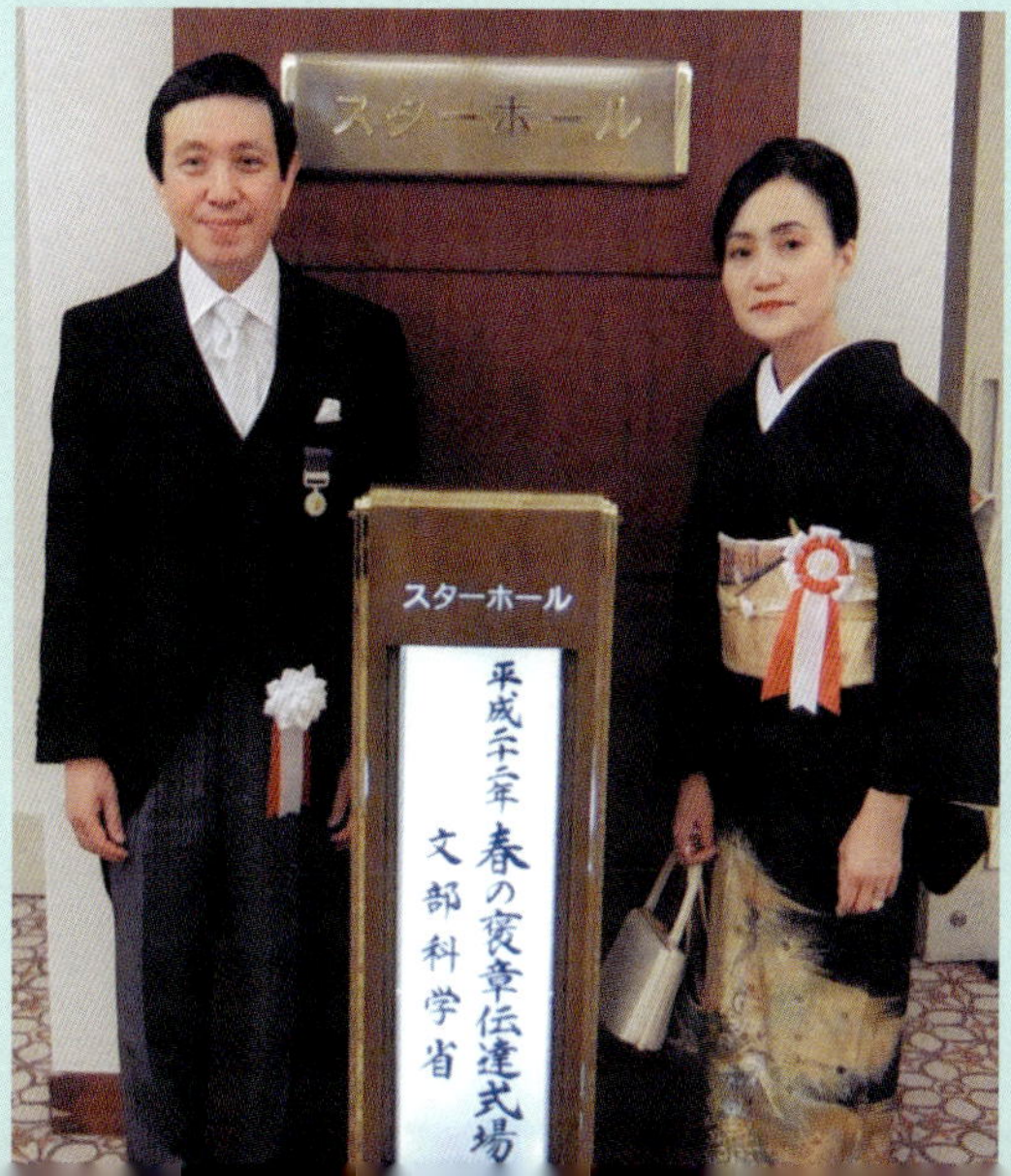

紫綬褒章を受けて
──妻　弘子と（2010年）

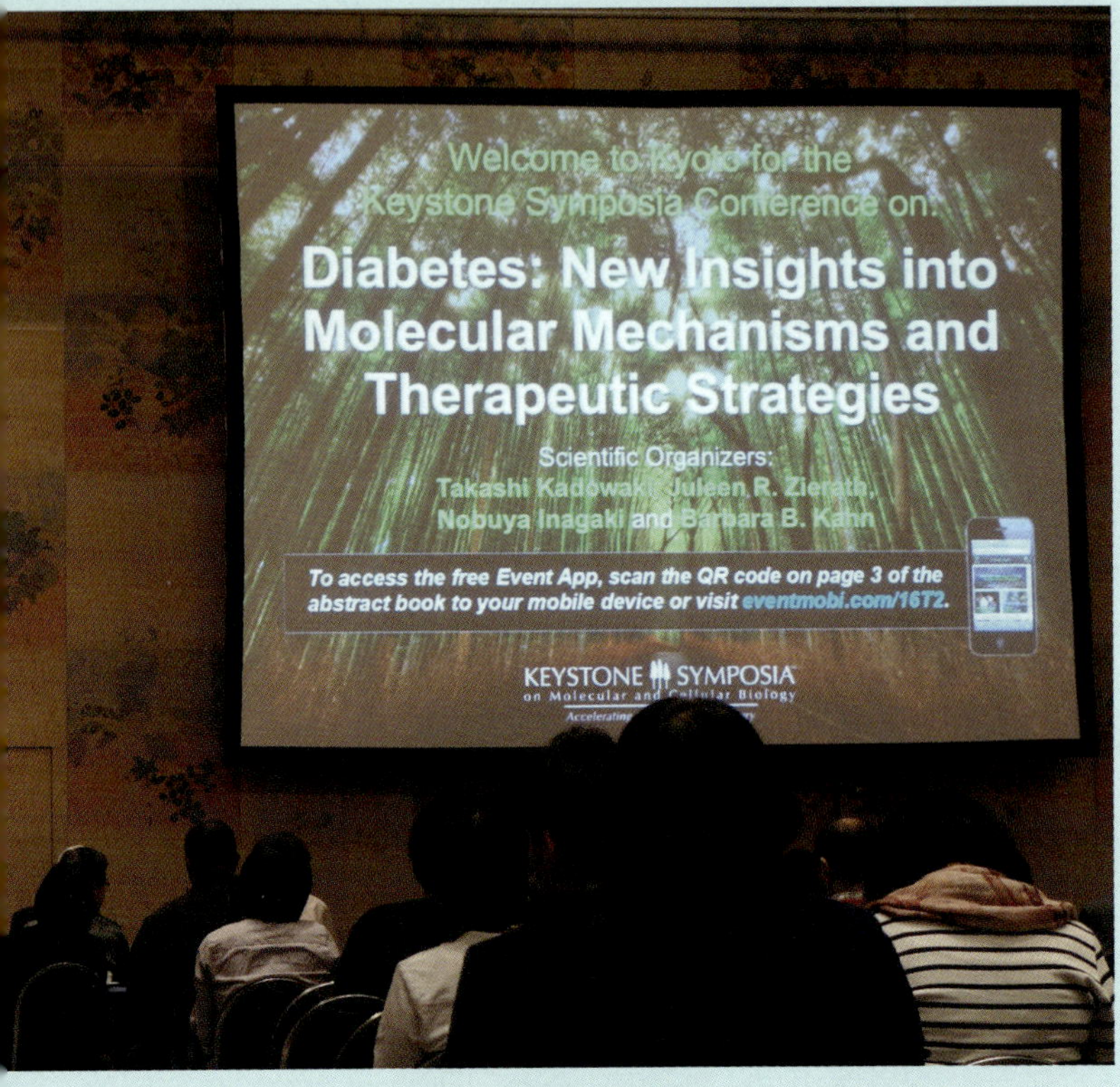
Welcome to Kyoto for the
Keystone Symposia Conference on:
Diabetes: New Insights into Molecular Mechanisms and Therapeutic Strategies
Scientific Organizers:
Takashi Kadowaki, Juleen R. Zierath,
Nobuya Inagaki and Barbara B. Kahn
To access the free Event App, scan the QR code on page 3 of the abstract book to your mobile device or visit eventmobi.com/16T2.
KEYSTONE SYMPOSIA
on Molecular and Cellular Biology

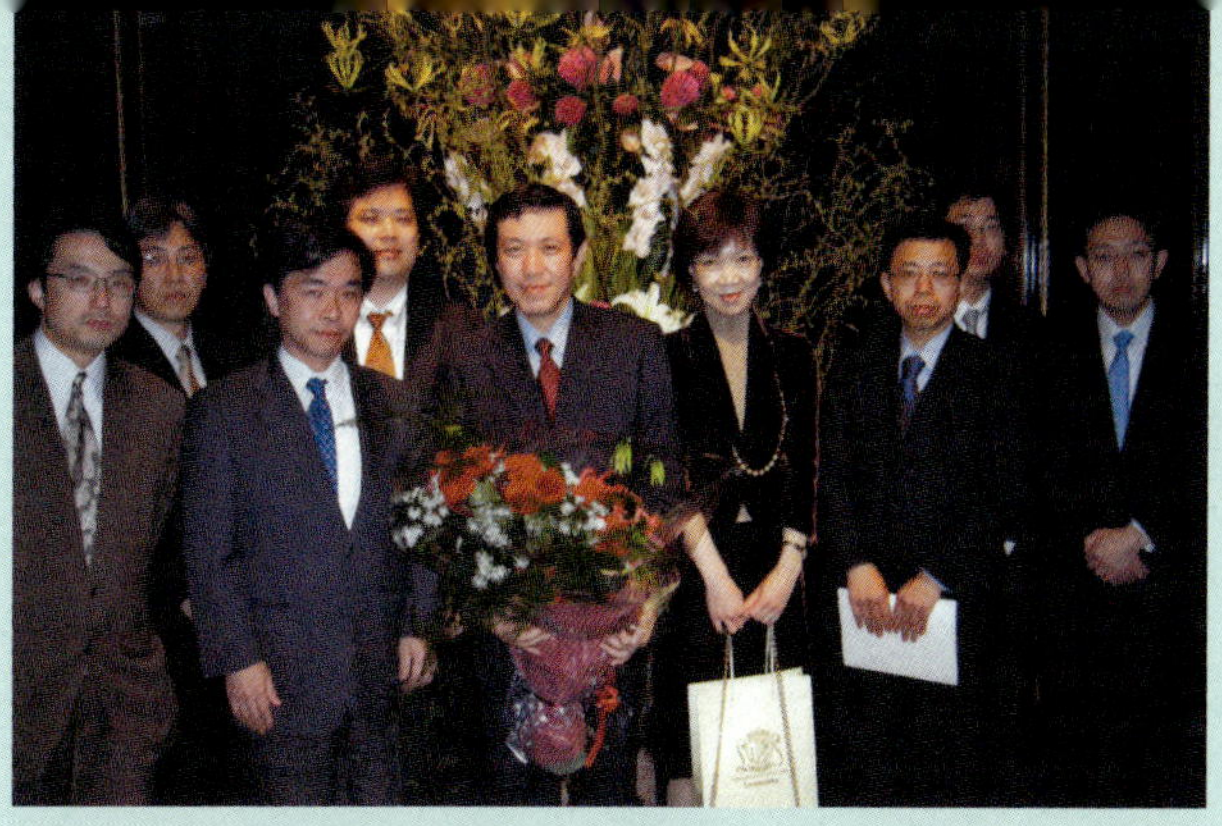

医学賞受賞のお祝いの会にて── 左から山内敏正先生、寺内康夫先生、安田和基先生、植木浩二郎先生、私、秘書の新田和子さん、戸邉一之先生、原一雄先生、窪田直人先生（2008年）

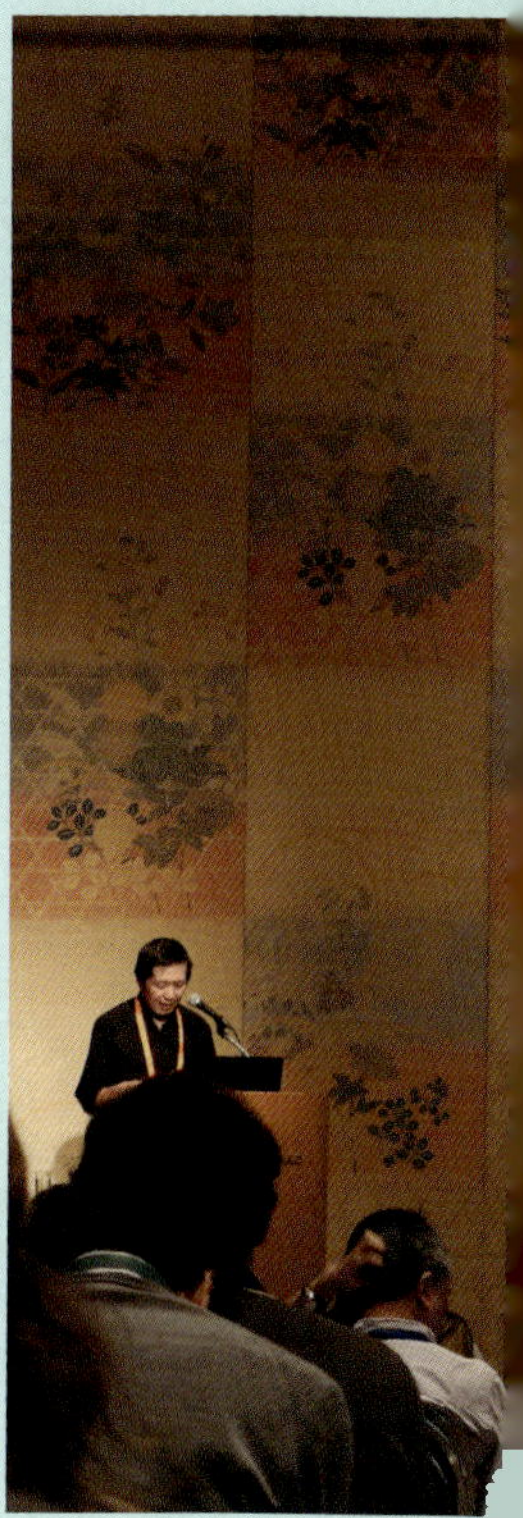

キーストン・シンポジアにて（2015年）

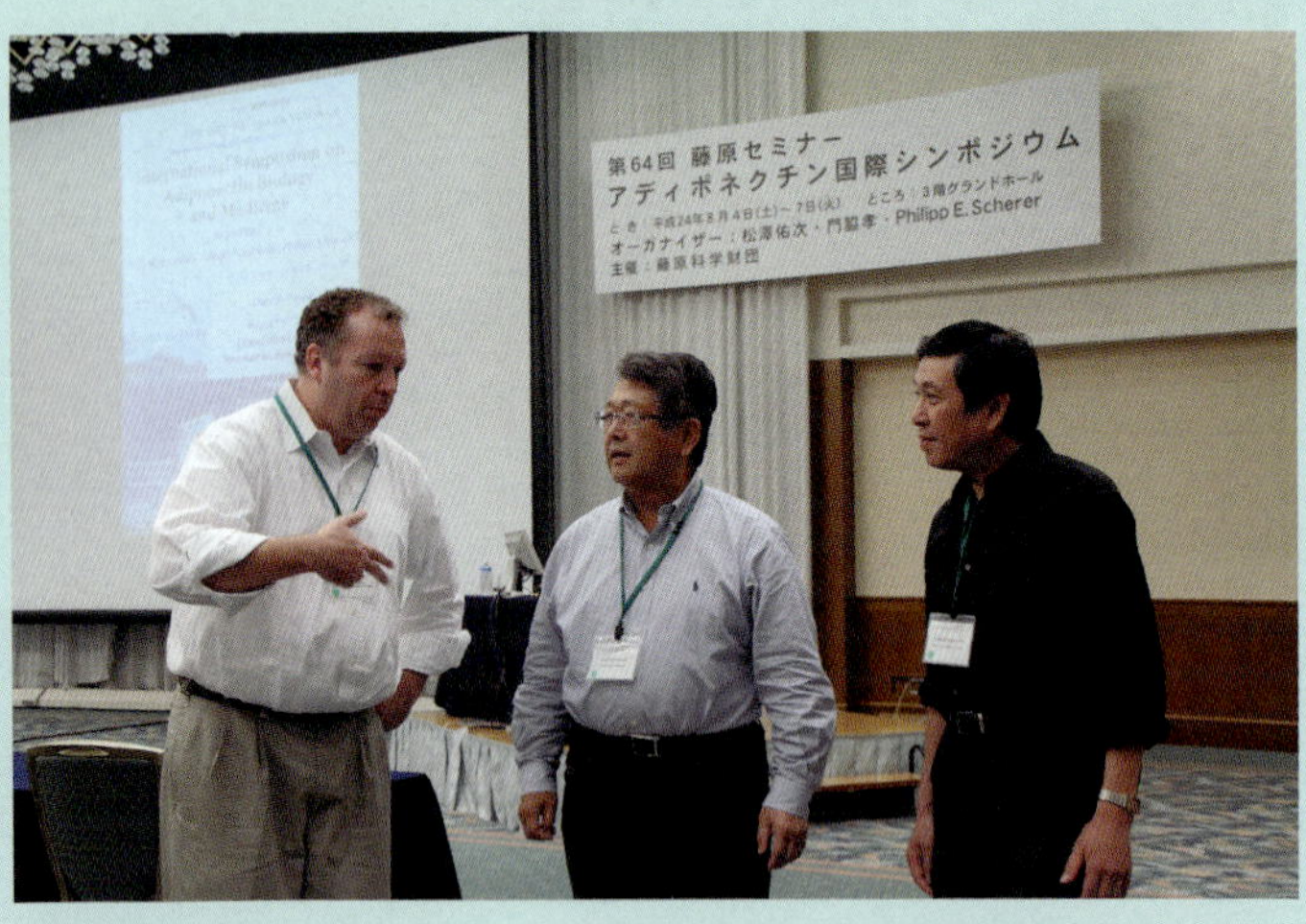
第64回 藤原セミナー
アディポネクチン国際シンポジウム
オーガナイザー：松澤佑次・門脇孝・Philipp E. Scherer
主催：藤原科学財団

アディポネクチンを発見したフィリップ・シェラー博士、松澤佑次先生と（2012年）

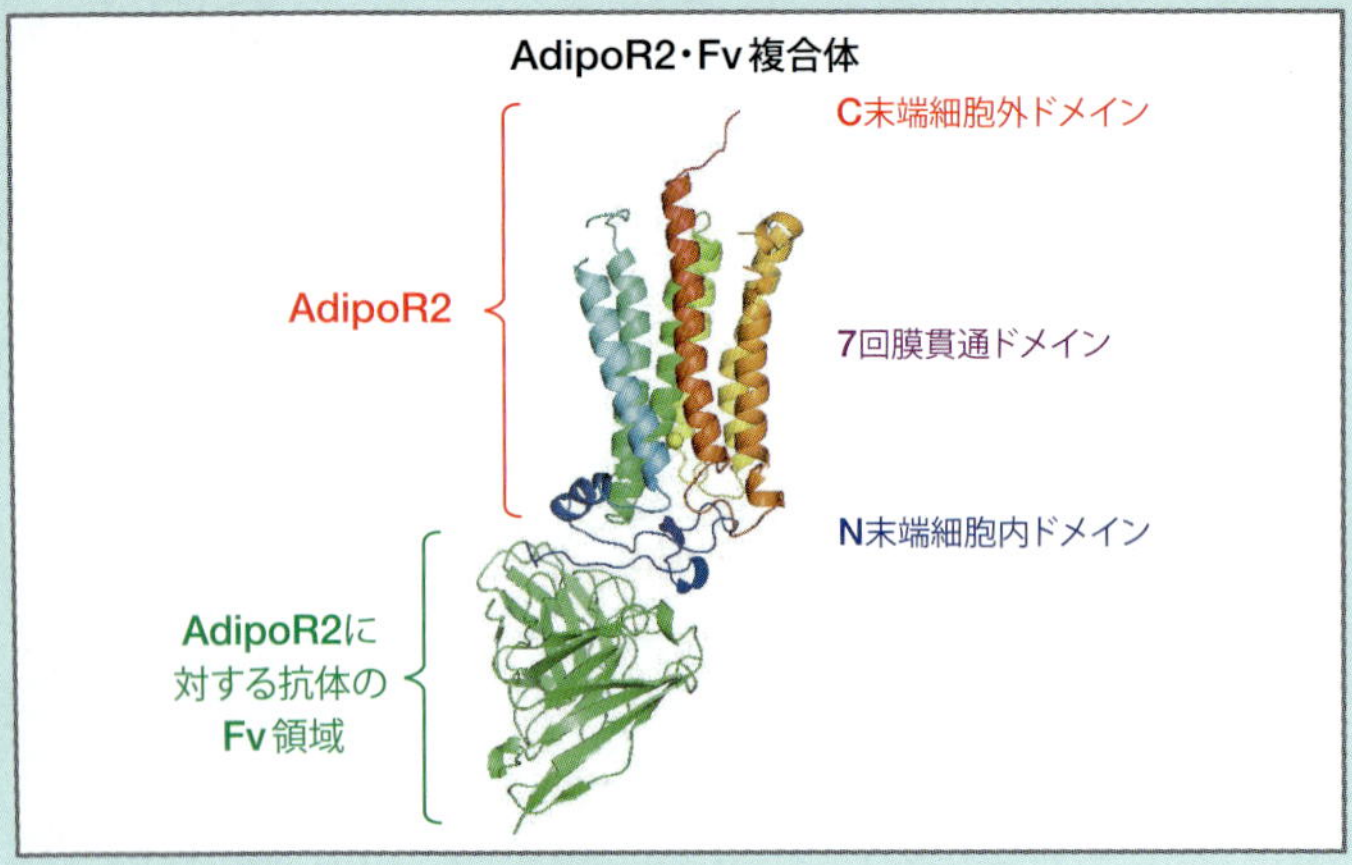

アディポネクチン受容体の立体構造（Nature520：312-316, 2015）

医学のすすめ ―― 目次

3章 患者さんのための知識——よく知れば、糖尿病は怖くない 117

4章 すべては患者さんのために 193

プロローグ

糖尿病は、昔はごく一部の人がなる病気でしたが、現代では「国民病」といわれるほど、その数が増えています。

「平成二四年国民健康・栄養調査結果」の推計（厚生労働省）によると、糖尿病が強く疑われる者は九五〇万人、糖尿病の可能性を否定できない者（糖尿病予備軍）もあわせると二〇五〇万人。また、糖尿病が強く疑われる者のうち、「治療を受けている者」の割合は、男性六五・九％、女性六四・三％、しかし、「ほとんど治療を受けていない者」も男性で二七・一％、女性では三一・三％にも及んでいます。

糖尿病は、放置すると、心筋梗塞や脳梗塞、腎症などをはじめ、さまざまな病気を引き起こします。しかも、現段階では、一度発症すると完治することはなく、一生つきあっていかなければならない病気です。

しかし、いたずらに恐れることはありません。適切な治療を受けて、食事や運動などの生活習慣を適切なものに改め、血糖をコントロールすることで、病気の進行を食い止めることは十分可能ですし、糖尿病予備軍の段階なら、糖尿病への進行を食い止めることができます。そして、健康な人と何ら変わらない日常生活を送ることができるのです。

ただ、ここで一つ、申し上げておきたいことがあります。それは、**「病気になったのは、健康的で規則正しい生活を送れていない自分のせいだ」と、自身を責めないでほしい**ということです。

「生活習慣病にかかるのは自己責任だ」という誤解がありますが、私はそうではないと捉えています。生活習慣との関連が強い2型糖尿病にも、その元には体質、すなわち遺伝的要因が関与しています。また、糖尿病になりやすい体質で、食事や運動を頑張っても、血糖値がなかなか低下しないケースもあります。

たしかに、不摂生が原因で血糖値が高めになったり、糖尿病のコントロールが悪い人はいます。だからといって、「生活習慣病である糖尿病」＝「自業自得」というレッテルを貼るのは大間違いです。まして、そのことで患者さんが後ろめたい思いをするのは、悲しいことです。**大事なことは、今であり、その先のこと**です。

また、生活習慣の改善がなかなかうまくいかないからといって、自分に落胆しないでください。

正直にいいますと、私も若いときには、「どうして患者さんは、自己管理を一生懸命やってくれないのだろう」と、しばしば思っていました。しかし、大部分の患者さんは、きちんとやらなければいけないことは、よくわかっている、でも思うように実行できない、ということがわかるようになりました。少し前に、私自身も血糖値が高めになって、食事制限や減量を試みましたが、そう簡単にはいかなかった経験があります。

ですから、**「自己管理ができないから、医師にあわせる顔がない」などと考えないで、治療を続けてほしい**のです。糖尿病の治療や予防には、何かと誘惑が多いものですが、医師としての私は、常に患者さんの立場になって、目の前にある問題を一緒に克服していこうと思っています。

「杖」は山歩きの時でも使用しなかった私です。

「白い杖」は、——親しい友人に、なって欲しくないです。

一九八四年の夏、一人の女性から、こんな手紙が届きました。彼女は当時二〇歳代、私が研修先で受けもった患者さんで、1型糖尿病を発症していました。山歩きが好きな方で、以前はいろいろな山に出かけていたそうですが、将来の失明の恐怖に怯えて、私に手紙を書いてくれたのだと思います。その後、私自身は東京大学医学部附属病院に戻ってしまいましたが、彼女や御主人からいただく時折の手紙から三〇歳代で実際に失明し、四〇歳代で透析を導入したことを知りました。そして悲しいことに、御主人からある日、四〇歳代で心筋梗塞で亡くなられたという知らせを受け取りました。

この患者さんは、私の糖尿病医としての原点になった方です。

糖尿病の患者さんがもっているさまざまな気持ち、心というものを理解しないかぎり、本当の意味で患者さんを救うことはできない。研究も臨床も、出発点はそこにある――このことが、私の胸に深く刻み込まれました。その後私が学んだのは、糖尿病の患者さんは、多くの人が発症したときから将来の合併症についての大きな不安を抱えている、日常生活や社会生活が制限され自由が剥奪された気持ちを抱えていることです。また、一生糖尿病の治療を続けていかなくてはと考えて落ち込んでいる人も少なくありませんし、多くの患者さんは医師や医療スタッフからいわれた食事療法などの養生法を守れないことに罪の意識をもっているのです。

通常、私たちが医師として診ているのは、たとえば、血糖値が下がったとか、HbA1cがよくなったとか、合併症の進行が止まったとか、そういう医学的なことです。しかし、患者さんにとっては、いかに自由や生きがいをもって、人間らしい生活、自分らしい生活を送ることができるか、いかに人生に幸福を見出すことができるか、ということが大きな問題です。

つまり、ＱＯＬ＝生活の質ということですが、医師は単に質問紙法によるＱＯＬの点数にのみ頼るのではなく、やはり個別に、その人の社会的背景や、これまでの人生といったものを共有しながら治療していくことが大事だと思うのです。

エビデンス（科学的根拠）に基づく医療は、大事です。しかし、それはいってみれば「平均値の医療」です。あくまで平均としての医療であって、個々の患者さんの個の医療ではありません。ですから、平均としての医療は、ちゃんとわかっていなければなりませんが、それをどう患者さんにあてはめていくのか——。

つまり、**患者さん中心の医療をしなければならない**ということなのです。よくいわれていることかもしれませんが、私は心底、そう思っています。

最初にいいましたように、糖尿病になったからといって怖がる必要はありません。むしろ、それによって**「健康を取り戻す」**くらいの気持ちをもちたいものです。

本書は、糖尿病の予防・改善のためのガイドであると同時に、それを実践することによって健康長寿を目指してほしいという思いをもって、執筆しました。

また、私がなぜ医師の道を選んだのか、そのバックボーンを知っていただくために、これまで行ってきた研究のプロセスや成果とあわせて、初めて自身のプロフィールを少し詳しく記しました。読者の皆様に、糖尿病研究の目覚ましい進歩を知っていただくのと同時に、私の糖尿病治療に対する思いが伝われば幸いです。

※なお、糖尿病には1型と2型がありますが、本書においては、特に断りがない限り、「糖尿病」は「2型糖尿病」を指しています。

1章

すべては「人のためになりたい」から始まった

医師としてまた研究者として、今、私がここにいる出発点――それは「何か人のためになる仕事をしたい」という思いでした。

母の作戦と父の思い

私は一九五二年、青森県の八戸《はちのへ》で生を受けました。それは日本が奇跡的ともいえる高度経済成長期に突入する少し前、いわゆる朝鮮特需に沸《わ》いていた頃です。八戸は有機化学者だった父が研究者として赴任していた地で、後に横浜へ転勤。その頃には私は六歳で、下には二歳違いの弟と、生まれて半年の妹がいました。

横浜の家は、中華街の入り口近くの団地。少し行くとニューグランドホテルや山下公園があって、あの辺りは子供の頃の絶好の遊び場でした。そして、元町を越えていくと横浜市立元街小学校があって、一九五九年四月、横浜に引っ越してきた最初の春、私はこの小学校に入学しました。

小学時代の私は、小さくて、きゃしゃで、ひ弱な子供でした。まさに「骨皮筋右衛門《ほねかわすじえもん》」。体重は六年生まで、ついに三〇kgを超えることがありませんでした。

好きだった教科は、国語、算数、理科、社会。苦手だったのは、音楽と図工と体育。

一言でいうと音痴で不器用。図工（図画工作）は絵を描くのは好きだったのですが、立体的な物をつくる工作が全然ダメ。野球チームに所属していたものの、運動は苦手意識が強かったです。でも、好きな四教科は、常に学年で一番、横浜市でもトップという成績でしたから、自分にとって、そんなことはそれほど重要ではなかったのかもしれません。

とにかく勉強はよくしました。それには、父親の存在が大きかったと思います。父は、家にいても常に、本を開いては勉強しているような人だったので、それを見て育った私も、自ずと勉強することが当たり前になっていたのかもしれません。それに父は非常に教育熱心でした。

母は、わりと伸び伸びと育ててくれたように思いますが、やはり勉強に関しては厳しいところがあって、私が国語、算数、理科、社会の四教科で一〇〇点以外の点数をとろうものなら、すぐに家の玄関にそれを貼り出す、という、実にユニークな？　教育の実践者でした。私はというと、団地の皆さんに自分の恥をさらしているようで、何とも居心地が悪く、だから、こういう思いをしないようにと、頑張ったように記憶しています。

母は常々、「為せば成る　為さねば成らぬ何事も　成らぬは人の為さぬなりけり」ということをいっていましたから、後になって思えば、それを私に身をもって体験させるために、あえてあのようなことをしたのでしょう。子供の私は、まんまと母の作戦に乗せられてしまった‼　というわけです。

後で知ったことですが、小学生の頃から、すでに両親は、私に医師の道に進んでほしいと考えていました。特に父は、熱心な研究者だっただけに、会社という枠組みの中で研究を続ける不自由さのようなものを身にしみて感じていたようです。会社に入ると、自分の研究ができない。また、会社の景気が悪くなると、研究すること自体に影響が出てくる。そういうことで、ずいぶんつらい思いをしていたようで、そうしたことに左右されず、自分のテーマを追究できるような職業として、医師ということを私には考えていたようです。

そんな父の思いから、私は中学受験をすることになりました。

目指したのは、東京教育大学附属駒場中学・高等学校（現　筑波大学附属駒場中学・高等学校）。当時、この学校は東京大学への進学率が高くなりはじめていて、父は私が四年生くらいのときから、ここを受けさせると決めていました。私も、何となくその頃から東大を意識していたように思います。

進学教室にも通って、野球をやる以外は勉強漬けの毎日でしたが、つらいと感じたことはありませんでした。

少しだけ、挫折感

勉強ができた小学生の私は、学校の先生からも特別視されていました。ですから、どこかに、「自分は少し他の皆とは違うんだ」という意識があったのかもしれません。それを見透かしたように、母からはいつも、「勉強ができるのは大事だけれど、それと同じように、あるいはそれ以上に、**人に対しての優しさ、人間性が大事**」だということをいわれた記憶があります。

そして、友だちの目にも、私は「鼻持ちならないガリ勉」に映っていたのかもしれません。

あれは何年生のときだったか、学級委員をクラス全員の投票で決めることがあって、私は当然、成績のよい自分が選ばれると思っていました。ところが意外に票は集まらず、学級委員にはなれたもののすれすれのところでした。今思えば、あまり人気がなかったのでしょう。そのときは、ほんの少しだけ、挫折感を味わったことを覚えています。

自分が「天狗」だったことに気づかされたのは、中学に入ってからのこと。志望校だった東京教育大学附属駒場中学校には優秀な人たちが集まっていて、それまでいつも自分がトップだった環境とは大違いでした。ここでの同級生、先輩、先生たちとの出会いが、私にとって大きな糧《かて》になっていることは、間違いありません。

スポーツはやめられない

中学・高校時代は、私が大変身を遂げた時期でもあります。まず、自分でも凄いと思うのは、小学校のとき、あれだけ苦手だったスポーツが、得意になったことです。

その最も大きなきっかけとなったのは、中二の夏の臨海学校です。それまで、まともに泳げたことなどなかったのに、このときは溺れそうになりながらも頑張って泳いだのです。すると、その後は急速に水泳が上達して、嘘のようにスイスイ泳げるようになったのでした。そうすると、今度は水泳が面白くてたまらない。じゃあ水泳部に入ろうと、早速入部。それからテニスも面白そうだったので、軟式テニスを始めたり、陸上部にも所属しました。

また、当時、家は保土ヶ谷に移っていて、通学には一時間二〇分くらいかかりましたが、それも体力を養うのに非常に役立ったのではないかと思っています。特に、家から保土ヶ谷駅までの歩いて二〇分ほどの距離を重いカバンをもって走ったことはよく覚えています。何度も行ったり来たりして、自分なりにトレーニングをしていました。

スポーツに、これほど興味をもって、自ら進んでやろうとするなど、ほんの少し前の自分には、とうてい考えられないことでした。しかし、少しうまくいくと、さらに頑張るのも「私」です。まさに母がいったとおり、「為せば成る……」なのかもしれません。

かくして、中学一年入学時の身長一四四cm、体重三一・四kgの私の体は、その後、どんどん大きくなり、強くなっていくことになるのです。

誰かのために

中学に入学した一九六五年は、いったん下火になった学生運動が再び盛んになってきた時期と重なります。私もそういう中で自然と、社会に目を向けるようになりました。社会科の先生の影響を非常に受けたことも覚えています。

わが校は、大変自由な校風でしたから、生徒同士、教師と生徒との活発な意見交換もあったかと思います。その中で、学校の方針として常にベースにあったのは、「社会のために、人々のために」ということでした。自分がもっている才能を自分のためではなくて、世の中の人々のために生かす、それが「〝エリート〟であるあなた方の使命」だと教わりました。フランス語でいう「ノブレス・オブリージュ」、つまり「高貴であるが故《ゆえ》の義務」ということでしょうか。そして、学校全体のこうした気風が、私に「人のために」ということを考えさせるようになったのだといえます。

そういうこともあって、生徒会の活動などにも、積極的に参加するようになりました。ちなみに、今、東大の先端科学技術センターの教授をしている児玉龍彦先生は、私の中・高の同級生で、その「児玉君」が高校のときの生徒会会長で、そのときの副会長が私でした。

その頃私は、すでに医師になろうと決めていました。父親の「自由な仕事をやってほしい」という願いがありましたし、「人のために」ということも私の頭からは離れませんでした。

もちろん、どんな仕事も、何らかのかたちで人のためになります。でも、その中でも、医師というのはそれが非常にわかりやすい。病気の原因を突き止めたり、病気を治したり、直接的に人のためになる。それがやはり魅力で、最終的には医師を志すことに決めたのでした。

自分が仕事としてやることが、人のためになるのは素晴らしい――。それは私にとって、最も重要なことだったように思います。

過信していた

それで、いよいよ東京大学教養学部理科Ⅲ類（医学部進学コース）を受験、ということになるのですが、ここで人生初の大きな挫折を味わうことになってしまいました。

東京教育大学附属駒場中学・高等学校では、毎年二月に全校挙げてのロードレースが行われます。中学生は四㎞、高校生は八㎞の行程を走るのですが、スポーツに目覚めた私は、中一では八一位だったものの、中二では十位台、中三では四位、高校生になってからは三年間ずっと一位という、学校が始まって以来の快挙を成し遂げることができました。

が、高校三年生のロードレースは「余分」だった。実は、例年、三年生は受験勉強に集中するためロードレースには出ないことになっていたのですが、私は、受験勉強最優先のそういう考え方はおかしい、と思って参加したのです。

自分では、ロードレースにも出て、大学にも合格して、というシナリオを描いていましたし、当然そうなると思っていました。

しかし、そう何でもかんでも、うまくはいきませんでした。きっと知らず知らずのうちに、勉強がおろそかになっていたのだと思います。あるいは少し、自分を過信していたのかもしれません。

かくして、大学受験は失敗に終わり、一年後、二度目の受験で、晴れて東京大学理科Ⅲ類入学の運びとなった、というわけです。今は、これもいい経験だと思っています。

医学・医療に惹かれて

大学でも、やはり陸上部に入り、五〇〇〇ｍを中心に長距離を走って、大会で入賞したこともあります。

勉強は、駒場キャンパスで一般教養の講義ばかりだった教養学部の一・二年のときは、あまり興味がもてなくてやりませんでした。三年になって本郷の医学部に進学して、人体解剖の実習が始まると、やっと医学部に入ったという実感がわいて、やはり自分はこの道を進むべきだったのだ、と改めて思うようになりました。四年生になって、外来のポリクリや病棟の臨床実習で実際に患者さんを診るようになってからは、ますます医学というものに惹かれるようになって、患者さんの役に立ちたいという思いが大きくなっていくのを感じていました。

そういう中で、一番興味をもったのが、全身を診ることのできる内科でした。卒業時点で、自分の専門を決めている人はそう多くはないのですが、私はその時点ですでに内科に進もうと決めていました。

もっとも、告白してしまうと、子供の頃から何をやっても不器用だった私は、この頃も変わらず不器用でしたから（実は今も）、外科は最初から論外だったということもありました。

一方、学生時代には、地域医療の活動にも興味をもちました。夏休みになると、佐久総合病院など地域の病院へ行って、そこで患者さんたちのいろいろな声を聞くことによって、医療にはどういうことが求められているのか、ということを肌で感じて勉強することができました。また、同じように全国から来ている医学生と知りあうことによって、問題意識が高まり、学生同士のさまざまな全国的な活動にも参加するようになりました。ですから、実のことをいうと、地域医療をやりたいという気持ちも、わりと強くあったのです。人の役に立つ道は、地域医療にもある、そう思ったのです。でも、自分が世の中に貢献できる道は、大学で臨床研究や基礎研究をすることかもしれない……。正直、迷っていました。が、気持ちはだんだん後者のほうに落ち着いていきました。

原点に立つ

医学部を卒業すると、研修が待っています。研修は初期研修、後期研修があり、当時のシステムは卒業して二年間の初期研修の後、診療科を決めるというものでした。

私は「内科」と決めていましたから、迷わず内科、しかも憧れの東大第三内科での研修を希望しました。第三内科は、何より日本の内科学の中心的存在で、日本の医学研究を牽引し、支えてきた教室だとの思いが強くありました。

その第三内科に当時、教授としていらしたのが故・小坂樹徳《きのり》先生。私が大きな影響を受けた先生の一人です。

小坂先生は、学問に対しては非常に厳格な方でしたが、患者さんや学生、若手医師にはとても温かい方でした。学生時代、医学部の新聞の取材で先生にお話を伺う機会があったのですが、周りからは非常に怖い先生だと聞かされていたので、恐る恐るお目にかかったところ、まるでそんなことはなくて、とても親切にしていただいたことを覚えています。

先生からは、「何事も自分の目で見て、自分の頭で考えて、そして医師としての最善の道を目指す」ということを教えていただきました。

たとえば、こんなことがありました。

私が研修医として最初に受けもったのは、胃がんの患者さんでした。担当医ですから手術をすべきか、抗がん剤治療を行うべきかという判断をするわけですが、私は、手術をすべきかどうかは、外科の教授に聞くのが一番だと、なぜか閃《ひらめ》いてしまったのです。そこで、研修医の分際でありながら、堂々と外科の教授にアポをとりつけて、意見を伺いにいったところ、答えは「手術すべき」。回診のとき、早速小坂先生にそのことを報告したところ、こっぴどく叱られてしまいました。私としては、わざわざ外科の教授にまで聞きにいったのですから、褒められるとばかり思っていたので大ショックでした。

そのとき小坂先生は、「外科の先生の意見を聞くのはいいが、それで決めるのではなく、先輩である内科の先生をはじめ、いろいろな先生の意見を聞いたうえで、患者さんを直接受けもっている担当医として自らが最終判断すべきだ」といわれました。つまり、**私は、「教授がいったから、そうする」というスタンスで、それは医師として患者さんに責任をもった判断、医師としての原点に立っていない、ということだった**のです。

このことは、今でも大変よく覚えていて、その後の医師としての私の「核」をなしているように思います。

糖尿病の一般常識

小坂先生は、一九五七年一二月五日の日本糖尿病学会の創立時からのメンバーで、ずっと学会を引っ張ってこられた研究者です。その研究に対する一貫してぶれない真摯な姿勢には、ただただ敬服するばかりです。八八歳で亡くなられる直前まで糖尿病学に全身全霊で打ち込んでおられました。

その当時の糖尿病研究では、「糖尿病はインスリンの抵抗性、つまりインスリンの作用が不足する＝インスリンの効きが悪くなる病気」というのが、アメリカをはじめとする世界の潮流で、インスリンの効きが悪い状態が続くと、インスリンを出す膵臓のβ《ベータ》細胞が弱ってしまい、インスリンの出が悪くなり、ついには糖尿病に至るという考え方が一般的でした。

その根拠となったのは、アメリカのロザリン・ヤローとソロモン・バーソンという二人の研究者が行った、インスリン血中濃度の測定でした。

糖尿病には1型と2型があることはご承知のとおりですが、1型の場合はβ細胞が破壊されて起こるので、これはインスリンの不足が成因であることは明らかです。ところが、2型の場合は、インスリンの出が悪いのか、効きが悪いのか、よくわかりませんでした。それで、実際にインスリンを測ってみると、「糖尿病患者のインスリンの血中濃度は、健常者よりも高い」という結果が出たのです。

アメリカでは当時から、肥満の人が糖尿病になるケースが多かったことから、彼らは、体質や肥満によってインスリンの効きが悪くなり、これをインスリン抵抗性と呼びますが、それをカバーするために膵臓のβ細胞がインスリンの分泌を増加させ、最終的にはβ細胞が弱ってしまってインスリンの出が悪くなって、本格的な糖尿病になると考えたのです。ちなみに、このインスリン血中濃度測定に用いられた測定法（微量の生理活性物質の免疫学的測定法）で、ヤローとバーソンの研究は、一九七七年にノーベル生理学・医学賞を受賞しました（バーソンは亡くなっていたため、受賞できなかった）。

小坂先生、欧米の常識を覆す

このように、糖尿病はインスリン抵抗性が主で発症するというのが欧米の常識でしたが、小坂先生は2型糖尿病の原因として、もともとインスリンが出にくいインスリン分泌低下の体質がある、という学説を出したのです。先生は、糖尿病予備軍の状態の患者さんを長年にわたって診断・観察していて、こうした患者さんへのブドウ糖負荷試験の結果から、インスリンの分泌、特に初期分泌が、糖尿病になる前から低い数値を示していることを明らかにしました。

ブドウ糖負荷試験というのは、ブドウ糖を飲んで、飲む前と、飲んだ後三〇分、六〇分、一二〇分と血糖値を測り、糖をどれだけ処理する能力があるかを調べる試験です。

ブドウ糖を飲むと、血糖値が上がって、インスリンが出てきますが、糖尿病の患者さんは特に、最初の三〇分の反応（初期分泌）が悪いということに、小坂先生は気づきました。そして、糖尿病予備軍の患者さんをずっと診ていて、最初の反応が悪い人と良い人に分けてみると、ほとんどの場合、最初の反応の悪い人から糖尿病になるということがわかったのです。

そこで、**先生は、インスリンの初期分泌が悪いということが、糖尿病の本態だと主張したわけです。**

世界中の研究者の大部分が「インスリン抵抗性が糖尿病の本態である」と主張する

中、「インスリン初期分泌低下が本態だ」と主張したのは、小坂先生とヨーロッパ・イスラエルのもう一つのグループだけ。

二〇年以上後になって、小坂先生の学説が正しかったことが証明され、現在では世界中の研究者の大部分が認めるところとなったわけです。日本の研究者や学者が得してアメリカの主張を鵜呑みにしたり、アメリカの研究の流れに寄り添う風潮が強かったのに対して、小坂先生はそうしたことに迎合せず、自分の観察した事実に忠実に、かつそれを信じて学説を提唱したのです。糖尿病という重要な病気の成因について、世界に向けて堂々と学説を主張されている先生が母校にいるということは、私に大きなインパクトを及ぼし、励みに感じたことを覚えています。

じゃあ、行きます！

尊敬する小坂先生の影響もあって、私は糖尿病に興味をもちました。ただ、当時はちょうど、エコー（超音波検査）やCTが日本に導入されて間もない頃で、小坂先生からは「今はこの画像をちゃんと読めることが、内科医として非常に大事だ」ということを繰り返し聞かされていました。回診で画像診断をさせられるのですが、そのときいちばんダメなのは、放射線科からついてくるレポートを単に読みあげるパターン。先生は、「自分で理解して、自分で説明しなさい」といわれますが、これがなかなか難しい。それで、半年の第三内科の研修の後、放射線科に行って同じく半年間、画像の勉強をしました。

二年目は、糖尿病の合併症となるような病気をすべて診たいと考えて、幅広く臨床を勉強するために、東京都養育院附属病院（現 東京都健康長寿医療センター）に行きました。ここはいろいろな病気を併発する高齢者を中心に診る病院なので、全身を診るという点で大変勉強になりました。

まず初めの四カ月は、神経内科で脳卒中の患者さんを多数診ました。そうすると、これがまた私の悪いクセなのですが、神経にとても興味をもつようになって神経内科をもう四カ月回りました。その後、呼吸器内科を回って、循環器内科を回って、内分泌代謝内科も回りました。ですから、ここには一年八カ月いたことになります。

いろいろな科を経験していくうちに、私は「どの科もそれぞれ面白いな」と思いはじめていました。「糖尿病」ということは当然頭の中にあったのですが、それぞれの病気の診療の重要性がわかってきたのと、自分ができることも多くなったことで、そう思ったのでしょう。でも内心、「最終的にはやはり自分は糖尿病を専門にしたい」と思っていました。

そんなある日、当時、東大第三内科小坂教授の下で講師を務め、糖尿病グループ（1研）のヘッドだった赤沼安夫先生から食事の誘いがありました。

赤沼先生はストレートにおっしゃいました。

「第三内科の糖尿病グループは日本全体の内科の中で、国際的に見ても、その研究は最も評価されている。と同時に臨床面でも多大なる貢献をしている」と。

「よくわかりました。ぜひ入れて下さい！」

単純な私は、それを聞いて、わが意を得たりと大変嬉しくなり、その日のうちに、糖尿病グループに入ることを決めたのでした。

臨床か、研究か？

とはいうものの、私の中には、「すぐに大学に戻りたくない」という気持ちがありました。なぜなら、だんだん臨床に興味がわいてきて、もっとたくさん臨床を経験してみたいという思いがあったからです。それには、私が人と話をするのが好きだったことも影響していると思います。

一方、当時の糖尿病グループが、どのような研究をしているのか、あまりよく見えていなかったということもあります。また、正直にいうと、自分が大学に戻って研究するということに、当時は自信がなかったのだと思います。単純な話、実験器具をうまく使えるのかな、といった、不器用ゆえの苦手意識もありました。

そして、思ったことは、自己満足の研究はやっても意味がない。つまり、**本当に世の中のために役に立つ研究でなければ、やる意味がない**、と。そして、やるなら結果を出さなければならない。が、しかし、自信がない。それよりは、むしろ直接、患者さんに還元できる臨床のほうが重要ではないか。

いろいろなことが、頭の中をグルグル回っていました。そろそろ大学に戻って、研究を始める時期でもありました。

迷いに迷った末に出した結論は、まず糖尿病の臨床に集中することでした。

誰にも負けない糖尿病の臨床医になろう――。そう決心して、小坂先生を訪ねました。

患者さんとの思わぬ再会

小坂先生に、自分の思いを訴えると、先生は朝日生命成人病研究所附属病院（現朝日生命成人病研究所附属医院）を紹介してくれました。一九八一年の当時、所長を務めていたのは、「糖尿病の神様」といわれた葛谷信貞先生で、この方は小坂先生の兄弟子でもあり、小坂先生が最も尊敬されていた先生でした。

総合病院ではないので、入院する患者さんは少なく、糖尿病のベッド数は全部で九床か一〇床でした。そのうち私は八～九床をずっと担当し、一年九カ月の在職期間で二〇〇名あまりの患者さんの入院診療をしました。泊まり込みもしょっちゅうありましたが、それほど苦ではありませんでした。その中で葛谷先生の教えを受けつつ、糖尿病のさまざまな病態や治療の進め方を勉強したものです。葛谷先生を通して、糖尿病治療の真髄、つまり患者さんが糖尿病と向きあえるようにいかに支援するのかということを学びました。また、小坂先生が東京女子医科大学の教授だったときのお弟子さんで、小坂先生の下で多数の患者のインスリン測定を手がけられ、「小坂学説」の下支えに貢献されてこられた羽倉《はぐら》稜子先生から、糖尿病臨床の実際を文字どおり手取り足取り教えていただきました。

患者さんが退院する日には、少なくとも一時間、長ければ二時間くらいかけて、入院中の所見や検査結果、治療経過などをすべて患者さんに説明して、退院後の注意点なども事細かに説明していました。そして、それを簡単にまとめたサマリーをお渡ししていました。

そのときの患者さんが、一〇年くらい前に私の外来（東大病院）を訪ねてきてくれたことがあります。確か教授になって三年目くらい、新聞に私の記事があったのを見て、それが、かつて自分が入院したときの主治医だということがわかって、会いにきてくれたのです。

そのとき私に見せてくれたのが、朝日生命成人病研究所附属病院当時の私が書いた「今後こういうことに気をつけて糖尿病の療養生活を送ってください」という二ページくらいのサマリーでした。患者さんは、それをずっと肌身離さずもっていてくださり、この二〇年あまりの間、「**毎日バイブルのようにして療養をしてきた**」と、おっしゃってくださったのです。

患者さんに対して一生懸命やったことは、患者さんに大きな影響を与えることをこのとき、私は再確認できたようで、とても嬉しい気持ちになりました。その後、この患者さんは再び東大病院で診させていただいています。

春日先生の発見

一九八二年夏、まだ朝日生命成人病研究所附属病院にいた頃、私はこれまでになかった衝撃を受けました。月に一回行われる大学の抄読会で、私の六学年上の先輩にあたる春日雅人先生の論文に出会ったのです。当時、春日先生は、ＮＩＨ（アメリカ国立衛生研究所）とハーバード大学に留学をして、留学先でインスリン受容体に関する大発見をしていたのです。この発見は、インスリンがどのように作用するのか、という研究の出発点となる重要な仕事だったのです。

ちなみに受容体というのは、細胞の表面や内部にあって、細胞外の特定の物質と結びついて、細胞内で特定の生理的作用を引き起こすものです。受容体が鍵穴なら、細胞外の特定の物質は鍵にたとえられます。

春日先生は、そのインスリンの受容体にチロシンキナーゼという酵素の活性があることを発見したのです。

同じ年の一一月の終わりか一二月の初め、春日先生が帰国し、研究室に戻ってきました。ところが、先生の偉業に皆気後《きおく》れしたのか、先生について一緒に研究をしたいという若手が、誰もいなかったようなのです。それで、光栄なことに、私に白羽の矢が立てられた。

一二月のある日、私は春日先生に呼び出されて、昼食をご一緒することになりました。

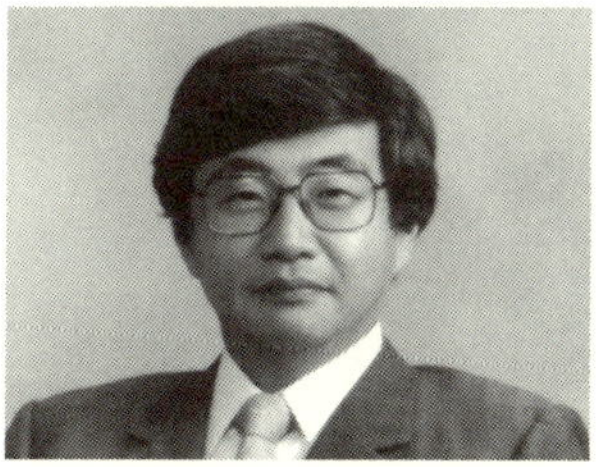
春日雅人先生

インスリンが発見されたのは一九二一年のことですが、先生はこのとき、「発見から六〇年も経っているというのに、いまだにインスリンがどのように糖を取り込むのか、そのメカニズムは解明されていない。しかし、自分はアメリカで明確なカギを見つけた。だから、これから日本で、それを解明する」と。そして、私に、「ぜひ一緒にやろう」と直々に誘ってくださったのです。そのとき、自分の研究室の先輩が、夢のように素晴らしい仕事を成し遂げられたということがわかって、私にも、もしかしたら何かできるのではないか、そんなふうに思ったことを覚えています。

人に役立つ研究を

これをきっかけに、私は研究の世界に足を踏み入れることになりました。

臨床はとてもやり甲斐があって、捨てがたいことではありました。

でも、患者さんを診ていると、やはりなかなか治療がうまくいかない場合もあります。患者さん自身が、食事や運動などのコントロールができなければ、よい結果を得ることはなかなか難しいですし、薬が有効でないこともあり、合併症を起こすケースも少なくありません。そういう状況の中で、最善の治療を行うということに、私は生き甲斐を見出していたわけですが、もし、インスリンの作用が解明されたなら、そのことによって大きく治療法も変わるのではないか。そして、中学時代から、「人に役立つこと」を考えていた私は、これこそが人――患者さんに役立つ研究ではないか、と思ったのです。

しかも、春日先生という素晴らしい先生と一緒にやるのだから、世界の最前線で研究することができるかもしれない。そこで自分も貢献できれば、最終的に多くの患者さんに貢献できることになる。このとき、初めて、「**自分もできるかも**」と思いました。

一九八三年一月一日。こうして、私の研究者としての生活がスタートしました。

生き続けている春日先生の言葉

春日先生からは、生化学や細胞の実験を手取り足取り教わりました。また、先生は常々、実験の心がまえとして、次のようなことをおっしゃっていました。

実験データを虚心坦懐に見る
高い塀の向こうの美しい風景を知りたいという好奇心
日曜日でも研究室に来て実験する向上心

これは今でも、私の心の中に生き続けている言葉です。

宇宙は自然の法則の中で動いています。だから自然科学は、我々が左右するものではなく、そこにある科学的真理に徐々に近づいて、最終的に明らかにしていく。それが研究だということなのです。したがって、実験や観察を行って得た結果は、何事にもとらわれず、ありのままに見なければいけない。「虚心坦懐に見る」とは、そういうことです。自分の思い込みで、無理に仮説にあてはめるようなことをすると、真理から最も遠ざかってしまうのです。

また、科学的好奇心や向上心が、いかに大事かということも、身をもって体験してきました。新米研究者の私が、今ここまで来られたのは、ベースに春日先生のこうした指導があったからだと思います。

ともあれ、春日先生とは三年九カ月、インスリンの作用について研究しました。睡眠時間もほとんどとれないような研究生活でしたが、一緒に過ごさせていただいた時間は本当に充実していました。その間、春日先生の指導の下で、一九八四年、八五年、八六年と続けざまに三つの論文を出すことができました。また、春日先生が発見したインスリン受容体チロシンキナーゼによってリン酸化される分子量一八五キロダルトンの細胞内タンパク質（pp185、のちにインスリン受容体基質-1、IRS-1）を同定して、研究の面白さの虜《とりこ》になっていきました（アメリカのハーバード大学のグループの後塵《こうじん》を拝することにはなりましたが）。ＩＲＳ－１の研究の展開については後でまた述べます。

初めての論文が世界で認められる

一九八四年には、朝日生命成人病研究所附属病院時代に赤沼先生、羽倉先生の指導の下で手がけていた臨床疫学研究の結果が、「Diabetologia」誌に論文として出ました。医学部を卒業して初めて出した、私にとって記念すべき論文でした。

当時、糖尿病の発症因子は、小坂先生が長年提唱してきたように、「インスリンが分泌されにくい」体質で、これは遺伝的に規定される体質と考えられていました。それに加えて、後天的な環境因子として肥満によってインスリン抵抗性が惹起されることにより糖尿病が促進される、ということもわかっていました。しかし、インスリン分泌低下と肥満が発症にどう相互に関係するのか、不明な点が多かったのです。

そこで、私は、実際に糖尿病をまだ発症していない境界型の患者さん二八八名のカルテの解析を試みました。その結果、インスリン初期分泌が非常に低下している場合には、肥満がなくても糖尿病を発症する、インスリン初期分泌が軽度に低下している場合には、肥満をきたした人が糖尿病を発症する、もう一方、少数例だが高度の肥満を有する場合には、インスリン初期分泌が正常でも糖尿病が発症しうる、ということがわかりました。つまり、インスリン初期分泌低下の程度と肥満の程度が組みあわさって糖尿病の発症が規定されているということです。

この論文は翌年（一九八五年）、ＷＨＯ（世界保健機関）が発表した糖尿病に関するレポートの中で、インスリンの初期分泌低下が２型糖尿病の一つのマーカーとなりうるとされ、内容を引用していただきました。まさに画期的としかいいようのない出来事でした。

初めて書いた論文が、世界で認められた。**きちんと仕事をすれば、世界中の人が見てくれるんだ。**

私は、このとき、「研究の面白さとやりがい」を知りました。

アメリカでしかやれないこと

一九八六年九月末、念願だった留学が実現しました。行き先はＮＩＨ。春日先生が以前留学していた研究所です。

東大病院では、研究者であっても、臨床医として仕事をしなければなりません。研修医の指導もしなければなりません。日本の他の大学病院と比べれば恵まれていると思いますが、それでもアメリカの研究者のように時間がとれるわけではありません。春日先生が、よく「アメリカはよかった、研究に集中できた」とおっしゃっていましたが、私も、自由闊達な雰囲気があって、エネルギーがあって、しかも最先端をいっている、そんなアメリカの研究機関に身をおいて、自分の研究に打ち込みたい、と強く思ったのでした。

しかし、もう一方で、果たしてアメリカで、研究がうまくいくのだろうか。春日先生は大きな成果を上げたが、自分はどうなのか。もし、何も結果が得られなかったら、その先はどうなるのだろうか……。心配も半端ではありませんでした。

そんな私の背中を押してくれたのは、やはり春日先生でした。「アメリカに行って、アメリカでしかやれないことをやりなさい。日本にいたら永遠にできませんよ」。そして、「分子生物学をやるように」といわれました。

その当時、医学は生化学の時代から、遺伝子やＤＮＡを扱う時代になっていました。だから「分子生物学」だったのです。東大第三内科で小坂先生の後任教授になられた高久史麿《たかくふみまろ》教授の「内科学に分子生物学を導入する」という合言葉の下、第三内科でも分子生物学の研究が始まった頃でした。春日先生は、インスリンの作用機序や糖尿病の成因を解明するために分子生物学的研究手法をアメリカで学んできてほしいということでした。

期待と不安

その間、一九八五年には、アメリカで二つのグループがインスリン受容体の遺伝子（正確には、アミノ酸の配列を知るためのもととなるｃＤＮＡ）を同定し、１３５５のアミノ酸の配列が解明されました。

インスリン受容体が同定されたことで、私はインスリン受容体の遺伝子の異常による糖尿病を世界で初めて同定したいと考えるようになりました。

その頃、遺伝的にインスリン抵抗性が非常に強い患者さんのインスリン受容体の解析を経験したことがありましたが、あくまでも患者さんから得た細胞がインスリンをどれくらい結合できるのか、チロシンキナーゼ活性がどうなのかといったタンパクレベルの解析で、遺伝子レベルで構造の異常を突き詰めたいと思っても、インスリン受容体の遺伝子の構造そのものがわかっていませんでしたので、それ以上進めることができない状況にありました。

ＮＩＨに留学を決めたのは、同研究所の糖尿病部門のシミアン・テイラー博士が、当時この分野の研究で、世界の最先端を走っていたからです。

大いなる期待、そして心の奥底に不安を秘めて、私は家族全員を引き連れて日本を飛び出しました。

ついでながら、私が結婚したのは、研修医一年目の一一月。アメリカに渡ったときには、わが家はすでに五人家族になっていました。

希望を伝える

ワシントンＤＣの郊外ベセスダにあるＮＩＨには、当時二百数十人の日本人が来ていました。日本では三六五日ネクタイをしている生活でしたが、ここではノーネクタイ、短パンなどというラフな格好が普通。なんて自由なのかと、最初は少し驚きました。

インスリン受容体の異常を見つけようと、意気込んでいた私でしたが、当初配属されたのは、異常な受容体が見つかったときにその機能を解析するシステムをつくるというプロジェクトでした。ちょっと思惑とは違って、すでに研究室の別のグループがインスリン受容体の異常を見つけるプロジェクトに取り組んでいたのです。しかも、来る日も来る日も失敗続き。週に一〇〇時間は働いていましたから、相当なものです。

結局、アメリカに来てもう半年も経っているのに、何一つうまくいっていない。もし、このまま結果が出なかったら、自分の将来はどうなるのだろうか。そんなことばかり考えるようになりました。

しかし、私は、インスリン受容体の異常を見つけるために、ここに来たんだ。

自分の志を再確認した私は、思い切ってボスのところに行って、**今のプロジェクトも続けるから、自分の元々の目的であるプロジェクトにも携わらせてほしい**、と伝えたのです。一九八七年四月、これを機に、私は、当時すでにインスリン受容体の異常を発見するための実験を重ねていたチャールズ・ベヴィンス博士（チャック）と組んで、自分の目的を果たすべく、本格的に研究に取り組むようになりました。

ところが、チャックはこの年の六月、他の研究所に移ることが決まっていたのです。後で思えば、ボスがあのときチャックと組むようにいったのは、それを知っていたからかもしれません。結局、彼はインスリン受容体の構造異常発見の「成功の出発点」のところまで、私と一緒に研究をしてくれて、それを私に委《ゆだ》ねていったのです。「GOOD　LUCK」――そういって彼は去っていきました。

運悪く大雪、それでも

研究を始めてから約三カ月。インスリン受容体異常の患者さんの遺伝子が採取でき、今度はその遺伝子を調べるという作業に入りました。インスリン受容体の遺伝子は1355のアミノ酸の配列からなっていて、それをすべて調べなければならない膨大な仕事です。その頃には、妻の弘子（小児科医）も研究に加わってくれていました。いろいろな苦労と工夫を重ねて、一九八七年冬にかけて仕事は完成。幸運にも一九八八年五月六日の「サイエンス」誌に、私が筆頭著者として「インスリン受容体の異常による糖尿病の発見」という論文を発表することができました。

こういうと、とても順調に事が運んだように見えますが、これには忘れられないエピソードがあります。

一九八七年八月、ちょうど私たちが、インスリン受容体異常の患者さんの遺伝子に突然変異（異常）を見つけたのと同じ頃、シカゴ大学でも同様の発見がなされたという噂が入ってきたのです。しかし、当時私たちにはそれ以上の情報がなく、シカゴグループが一体いつ発見したのか、もうすでに論文を投稿しているのか、皆目見当がつかない状態でした。だから、できるだけ早くその後のステップを進めようと、焦りに焦っていたのです。

医学の世界では、「最初に発見した」とか「最初に同定した」ということをいいますが、**この「最初」は、論文として発表しない限り認められません**。

ですから、最終的には論文として完成させせなければならない。私は必死で論文を書きあげました。論文が書き終わったのは一九八八年二月一日、月曜日の夜中、正確には明けて二日、火曜日の早朝。その日のうちに、ワシントンDCにある「サイエンス」誌のオフィスに直接届ける予定でした。

NIHから「サイエンス」誌のオフィスへは一三・五km。地下鉄なら三〇分弱で行ける距離です。ところが、その日は運悪く大雪。地下鉄が止まってしまいました。よりによって、こんな日に――。ボスは、「明日には着くから」と郵便で出すことを提案しましたが、そんな悠長なことはいっていられない。**私は、歩いていくことに**

しました。

　雪の中での片道三時間以上の道のり。私は、ただただ一刻でも早く論文を届けたいと、夢中で歩きました。そのくらい切羽詰まっていたのです。

　五月六日「サイエンス」誌には、私たちの論文と並んで、シカゴグループの論文も載っていました。後日わかったことですが、彼らは、一月一一日に論文を「サイエンス」誌のオフィスに送っていました。しかし、最終的に受理されたのが私たちと同じ三月一八日だったのです。

競争もあるが共同もある

　その後、私の仕事は飛躍的に進むことになりました。そのきっかけとなったのが、シカゴグループの清野《せいの》進博士とベル博士の研究でした。あるとき、清野博士とベル博士が、人のインスリン受容体の全遺伝子配列（ゲノムＤＮＡ、二二のエクソンを含む一五万塩基対からなる）を解明したという情報が入ってきたのです。この配列がわかると、今まで一つの突然変異を探すのに、三カ月も四カ月もかかっていたのに、それが一〜二週間でできるようになります。ですから、私はその配列が知りたくて、半年以上研究していたのですが、なかなかうまくいかず、正直いって手詰まりの状態でした。

そんなとき、「解明」の情報が入ってきたのですから、もう居ても立ってもいられません。清野博士にメールで連絡をして、今自分がやっている研究のこと、そしてそれには先生の力が必要なことを訴えました。すると、清野博士は快く、その配列を私に教えてくれました。それが一九八九年夏のこと。一九九〇年二月に清野博士とベル博士がこれについて発表する、半年も前のことです。

そのことによって、私たちの研究は加速していき、有力な科学誌に多くの論文を発表することができました。清野博士とベル博士には、論文の著者に加わってほしいといったのですが、先生は「それは必要ない。自分はただ知っていることを教えただけ」とおっしゃって、ついに名前を並べることはありませんでした。

このとき、研究者というのは、競争もするが共同もするんだ、という「お手本」を見せていただいた、そんな思いがあります。

急きょ、日本へ

ＮＩＨでの仕事がうまくいっている中で、私はもっと長くアメリカにいたいと思うようになりました。春日先生がおっしゃった「アメリカでしかできない仕事」をもっと続けたい。やれる自信もありました。

けれどその一方で、子供が日本語と日本人らしさを忘れて、アメリカ人のようになっていくことに不安がありました。誤解のないようにいっておきますが、決してアメリカ人が悪いという意味ではありません。むしろ、皆の前でプレゼンテーションをしたり、自分の思っていることをはっきりいえることは、とてもいいことだと思います。でも、そのかわり細かいことにこだわらない。たとえば、単語のスペルが間違っていても、計算が間違っていても、全然気にしない。父親としては、そういうアメリカの教育が気になっていたのです。

そんな二つの気持ちの間で揺れていた頃、春日先生が神戸大学の教授に就任されることになり、東大の研究室を私が引き継ぐことになりました。そのため一九九〇年一月末に急きょ帰国。結局、それ以上悩む間もなく、ＮＩＨでの生活は三年四カ月で終わりを迎えることになりました。

日本にいても

留学期間中、いったん臨床のことを忘れて、研究と実験に打ち込めたということは、私にとって非常にいい経験となりました。

研究の最前線にいると、次から次へと新しい情報が入ってきて、研究を前に進めることができます。それは情報が届きにくい日本とは、まったく違う環境でした。しかし、それがわかったことで帰国後は、できるかぎり速やかに、多くの情報を集めることを常としています。また、アメリカで実績を積んだおかげで、**日本にいても努力すれば、「世界で初めて」のことができる**のではないかと自信がついて、いろいろチャレンジするようにもなりました。

帰国してすでに二五年が経ちますが、その人脈はずっと続いていて、それも研究を続けていくうえで、貴重なネットワークです。多人種の住むアメリカは、日本とは文化も違いますし、それぞれが自分とは違う世界観をもって生きています。最初、それは異質で抵抗もありましたが、今では**多様性というものが大事だ、ということが身についたことに感謝**しています。

糖尿病——その本態の解明へ

アメリカで、マリオ・カペッキ博士の相同性組み換え技術〈遺伝子欠損マウス〈ノックアウトマウス〉作製技術〉の発見に、大きな衝撃を受けた私は、東大に戻って遺伝子欠損マウスの作製に多くの時間を費やしました。マリオ・カペッキ博士は、後に（二〇〇七年）、マーティン・エヴァンズ博士、オリバー・スミシーズ博士らとともに、ノーベル生理学・医学賞を受賞しましたが、もし、カペッキ博士がこの技術を開発していなかったなら、その後の私の研究も、ここまで進むことはなかったと思います。

私のアメリカ留学中のインスリン受容体異常症の研究は、患者さんの異常を同定し、その異常の解析からインスリン受容体の働きを解明するという戦略をとっていました。しかし、この手法ではある遺伝子の働きを解明したいというときに、異常をもった患者さんがいなければ、その遺伝子の働きを知ることができません。そこで、もっと自由自在にインスリンの作用と関係するいろいろな遺伝子の働きを知るために、自分の知りたい特定の遺伝子だけを欠損させるマウスをつくりたいと考えたのです。

前述したように、インスリンは、インスリン受容体と結合することによって、ブドウ糖を細胞の中に取り込みますが、この際受容体のチロシンキナーゼが活性化され、次にＩＲＳ－１と呼ばれる細胞内タンパク質がチロシンリン酸化されてその信号を伝え、ブドウ糖が取り込まれるという仮説が提唱されていました。しかし、ＩＲＳ－１が細胞レベルだけではなく個体のインスリン作用にとって本当に重要なのかどうか、またどの程度重要なのかは、まったくわかっていませんでした。私は、それを検証するために、ぜひともＩＲＳ－１遺伝子のないマウスをつくりたかったのです。

幸い、理化学研究所の相澤慎一先生が、遺伝子操作マウスをつくる技術をもっていたので協力いただき、ＩＲＳ－１遺伝子欠損マウスの作製に取り組みました。しばらくして、実際に実験を行ってくれている為本浩至君から一九九四年一月一日に自宅に電話があり、作製に成功したことがわかりました。心の底から嬉しかったので、そのときのことはよく覚えています。

すぐに、ＩＲＳ－１遺伝子欠損マウスのブドウ糖負荷試験を為本君、戸邉一之君と一緒に行いました。私たちの予想では、マウスは糖尿病になっているに違いないと思っていたのですが、**結果は、まったく「糖尿病になっていない」**というものでした。

これには最初は大変ショックを受けました。しかし、解析を進めていくうちに、ＩＲＳ－１欠損マウスでは確かにインスリン抵抗性が認められ、ＩＲＳ－１が個体のインスリン作用、つまり骨格筋細胞などへのブドウ糖の取り込みに重要なことが世界で初めて確かめられました。しかし、ＩＲＳ－１欠損マウスでは二倍程度多くのインスリンを出しており、それによって代償されて血糖値はあまり上昇しないということがわかったのです。インスリン抵抗性が糖尿病の最初の原因で、それが続くと膵β細胞が疲弊して糖尿病が発症するというアメリカで提唱されていた学説にはあわない結果で、小坂先生の学説どおりでした。この研究論文は、「ネイチャー」誌に掲載されました（私たちの論文と並んで、荒木栄一博士〈現　熊本大学教授〉を筆頭著者としたハーバード大学からの論文も載っていました）。

また、ＩＲＳ－１欠損（マウス）のインスリン抵抗性はインスリン受容体遺伝子欠損（患者）のインスリン抵抗性に比べはるかに軽度だったので、私たちはインスリン受容体の下でＩＲＳ－１のほかにも、インスリン受容体からシグナルを伝えている経路があるのではないかと考え、実験を進めた結果、戸邉君が後にＩＲＳ－２と呼ばれることになった遺伝子を見つけました。

前述したように、ＩＲＳ－１欠損マウスは、インスリンの効きが悪くなるのですが、それを補って血糖値を正常に保つべく、膵臓のβ細胞が約二倍に増え、二倍のインスリンを出して、糖尿病の発症を防いでいました。ところがＩＲＳ－２の遺伝子欠損マウスは、インスリンの効きが悪くなっても、ＩＲＳ－１欠損マウスとは異なり、β細胞の数が増えず、むしろ減っていました。ＩＲＳ－２がインスリン抵抗性に対する膵β細胞の増加に重要だったのです。

この実験と並行して、もう一つ、β細胞でのブドウ糖によるインスリン分泌についての研究も行っていました。この研究の背景には、日本は欧米人に比べて、インスリン分泌が二分の一程度で、小太り程度でも糖尿病になりやすいという事実がありました。私たちは、そうした日本人型のインスリン分泌低下モデル、すなわちブドウ糖を投与するとインスリンが半分しか出ない遺伝子欠損マウスをつくることに成功しました。この研究は寺内康夫君と一緒に行いました。

しかし、そのマウスは、糖尿病にはならず、正常と糖尿病の境目である**「境界型」と呼ばれる糖尿病予備軍になった**のです。

そこで、このマウスと、インスリンの効きは悪いが糖尿病にはならないＩＲＳ－１欠損マウスを掛けあわせて、両方が欠損したマウスをつくりました。すると、そのマウスは、インスリンの出が悪く、インスリンの効きも悪く、はっきりした２型糖尿病になったのです。

新たな疑問

これらの研究結果から、**糖尿病は「インスリンの分泌が低下していること」「インスリン抵抗性がある（インスリンの効きが悪い）こと」、この二つがあわさって発症する**。さらに、インスリンの分泌が低下する原因は、「β細胞の機能が低い場合」と「β細胞の数が少なくなる場合」の両方があることを二〇〇〇年に「Journal of Clinical Investigation」誌で提唱しました。

こうした流れができたことで、「糖尿病の本態の解明に一歩近づいた」と思えました。しかし、糖尿病は太ると発症するように、生活習慣と関係しています。実際、戦後わが国で糖尿病の患者数が三〇倍以上にも増加したのは、高脂肪食・運動不足につながる欧米型の生活習慣が普及して肥満が増加したことによるものです。

このことから一九九〇年代後半から、私は肥満に目を向けるようになり、**なぜ太るのか、なぜ太ったときにインスリンの働きが悪くなるのか**を解明したいと考え、脂肪細胞の研究に取り組むようになりました。

次章では、そんな研究成果とともに、脂肪や肥満のメカニズム、肥満と糖尿病の関係について述べていきたいと思います。

2章

肥満研究が
健康長寿薬の
道を開いた

なぜ太るのか

ちょうど私がアメリカ留学から戻ってきた頃から、日本の糖尿病患者の数は激増しました。それは、統計の数字だけでなく、患者さんを診ている私自身が実感していることでした。どうして、こんなに患者さんが増えるのだろう――。そう考えたとき、思い至ることは「肥満」しかありませんでした。

もともと私の目論見は、発生工学的手法でIRS－1やIRS－2などの遺伝子欠損マウスを作製し、インスリンの信号を細胞内で伝える候補となる遺伝子の機能を調べていけば、インスリンの作用機構が明らかとなり、その異常によりインスリン抵抗性が説明できるというものでした。確かに、このような研究手法でインスリンの作用機構については細かいところまで相当明らかとなってきました。

しかし、同時にインスリン作用機構の不全が遺伝子のレベルで起こる例は、インスリン受容体異常症などを除いて非常に稀であることもわかってきました。実際、糖尿病は肥満に関係していて、その肥満は、主に食生活や運動不足といった環境（環境因子）によって左右されるからです。

ですから、「肥満→インスリンの働きが悪くなる→糖尿病」ということになるのな

わが国の2型糖尿病急増の背景

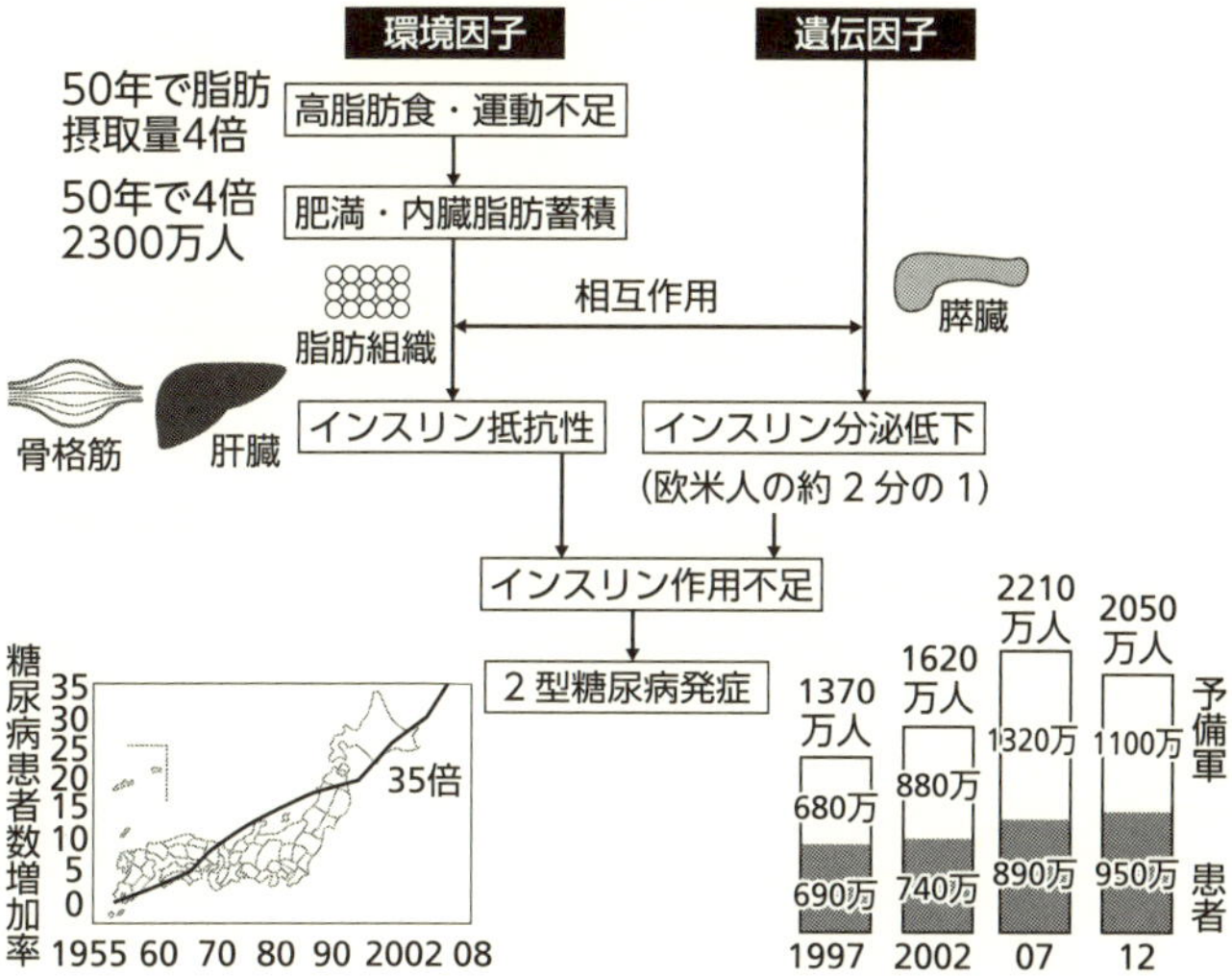

ら、なぜ太るのか、なぜ太ったときにインスリンの働きが悪くなるのかを解明することによって、ヒトにおけるインスリン抵抗性、２型糖尿病のメカニズムや治療法を解明できるのではないか、と考えたのです。

そのような思いから、一九九六年頃から、私は、脂肪細胞の研究を始めました。

ただし、ここでもう一度確認のために記しておきたいことがあります。それは、糖尿病の発症には遺伝的な要因も必須であるということです。インスリンの出が悪いことにつながる膵β細胞の機能や量については、明らかに遺伝が関係しています。

そして、インスリン分泌低下をはじめとする2型糖尿病の遺伝的素因を有する方に高脂肪食（カロリーオーバー）や運動不足などの環境因子が加わると、2型糖尿病が発症するというわけです。

簡単にいえば、糖尿病というのは、「生まれながらに、なりやすい体質」があるのだけれど、そういう体質の人が誰でもなるのではなくて、それは**環境によるところが大きい**ということです。

体質とは

ここで、体質――生まれながらの体質について、少しだけ説明をしておきたいと思います。

DNAはご存知ですね。DNAには遺伝のもととなる情報、つまり「生命の設計図」があって、同じ性質を親から子へ、子から孫へと伝えていく役割をしています。親と子、兄弟が、よく似ているのはそのためです。

このDNAは、A、T、C、Gという四種類の塩基と呼ばれる単位からなっていて、その塩基がペアになって、さまざまな順番で並ぶことによって、生命の設計図が描かれています。人間のDNAでは、このペアの数は約三〇億個。つまり、人には三〇億個の情報量があるということです。

ところが、この塩基は一〇〇〇カ所に一～三カ所の割合で、個人ごとに違う部分があるのです。この**遺伝情報のわずかな違いのことを遺伝子多型、スニップ（SNP）といいます**が、これが人の顔かたちも含めた個性、体質に影響しているのです。

ちなみに、一卵性双生児では、遺伝情報はすべて同じです。しかも、たいていの場合は、同じ家、同じ環境で育ちますから、「そっくり」です。でも、もし二人が別々に、まったく違う環境で育ったなら、状況はちょっと変わってくるかもしれません。体質は、あくまで遺伝的素因と環境要因との相互作用によって形成される、個々人の総合的な性質なので、別々に育てられれば、それだけ相違点が目立ってくる可能性が高いといえます。

男性は肥満へ、女性は痩せへ

さて、肥満とは、医学的に「体の中に脂肪が過剰に蓄積した状態」と定義されます。

肥満の判定法はいろいろありますが、ＷＨＯが設定したものにＢＭＩ（ボディ・マス・インデックス＝体格指数）があります。これは、身長に対する体重の比率をみるもので、次のような計算式によって出します。

ＢＭＩ＝体重〈kg〉÷（身長〈m〉×身長〈m〉）

日本肥満学会では、ＢＭＩ二二を適正体重とし、二五以上を肥満、一八・五以上二五未満が普通、一八・五未満を痩せと判定しており、多くのデータからはＢＭＩ二二前後が最も長生きできる理想的な値であることが示されています。

では、日本人のＢＭＩはどうかというと、年代でバラツキがあるものの、六五年前の一九五〇年頃には男性が二一前後、女性は二二前後と、ともに最も健康的と思われる値でした。しかしその後、男性はすべての年代で増加の一途。ここにきて健康ブームもあってか、横ばいになってきているようですが、成人男性の三人に一人はＢＭＩ二五以上の肥満です。

一方、女性は、年代で大きな差があり、二〇歳代では高度成長期が始まるあたりから、一貫して痩せの方向へ進みました。いわゆるダイエットブームです。それ以外の年代では体重は戦後増加していきましたが、一九七〇年代ぐらいからは三〇歳代も痩せへ転換。そして、ここ一〇年くらいは、戦後一貫して増加していた四〇歳代、五〇歳代、さらに六〇歳代でも肥満が減ってきています。それでも、成人女性の四人から五人に一人が肥満という状況です。

若い女性の痩せ傾向は日本特有で、他の国にはみられません。ダイエットで極端に体重を減らすと、そのお母さんから生まれた子は低出生体重児であることが多く、エネルギーを取り込んで蓄積する遺伝子が活性化し、エネルギーを燃やす遺伝子が不活性化しているため、脂肪を蓄積しやすく太りやすい体質になっています。このように遺伝的な体質（ゲノム）とは別に、子宮内の環境に適応して形成される体質（エピゲノム）は、出生後も長く保持される場合が多いとされています。実際、低出生体重児は肥満や糖尿病になりやすいことがわかっています。

糖尿病の面から考えると、今の日本は、男性では肥満が大きな問題、女性では肥満は減ってきましたが、次世代のことを考えると、若い女性の痩せすぎも問題です。

日本人の1人1日当たりの栄養素等摂取量の推移

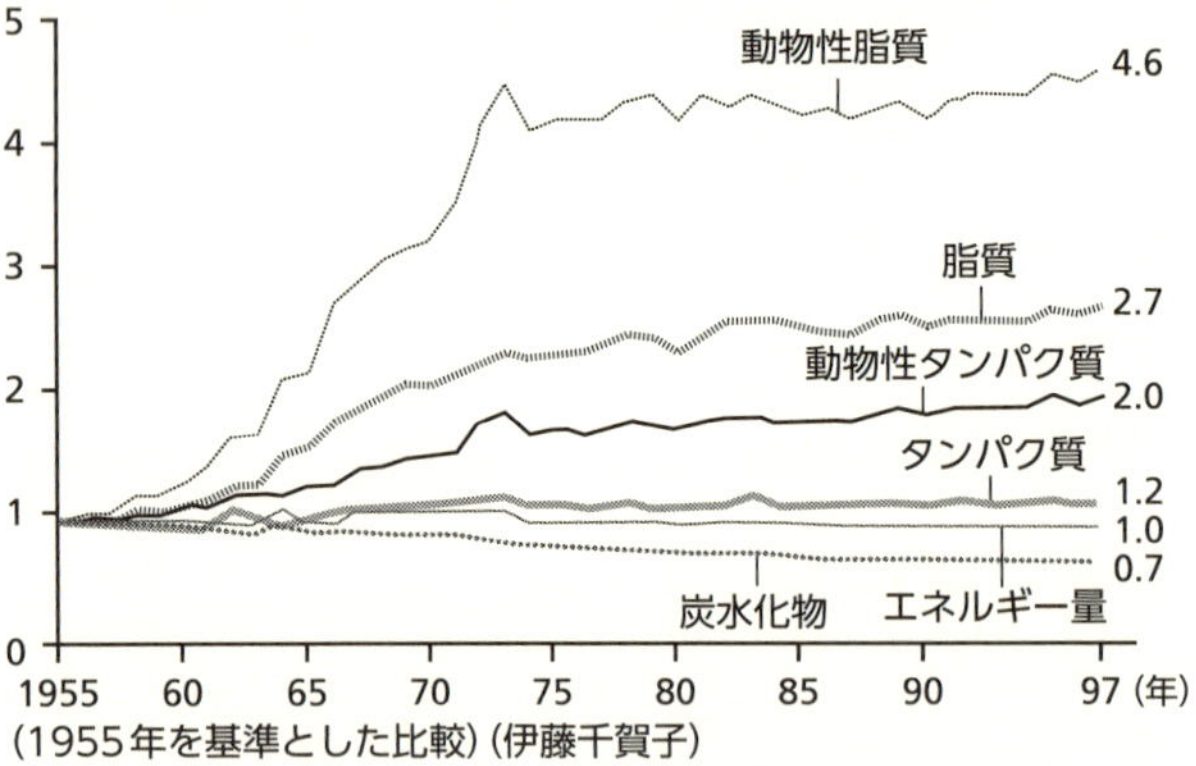

(1955年を基準とした比較)(伊藤千賀子)

食の欧米化と自動車保有台数

ちなみに、今の糖尿病患者さんの二人に一人はＢＭＩ二五以上、つまり肥満です。

この肥満・糖尿病増加の背景には、一つには食生活の変化——食の欧米化があります。一九五〇年代から今日まで、エネルギー摂取量はほとんど変わりませんが、動物性脂肪の摂取量は一九九七年時点でも四・六倍にも増えています。

考えてみれば、私が高校生の時分は、ステーキを食べることなんて滅多になく、食べてもせいぜい家族の誕生日くらいでした。普段の食事は、野菜や魚が主体でした。ですから私は、二回の大学受験のとき、いずれも前の日に、母が私のためにステーキを焼いてくれたことを、今でも鮮明に覚えているくらいです。

戦後60年間のエネルギー摂取量、脂質の割合、ごはんの摂取量、自動車保有台数の推移

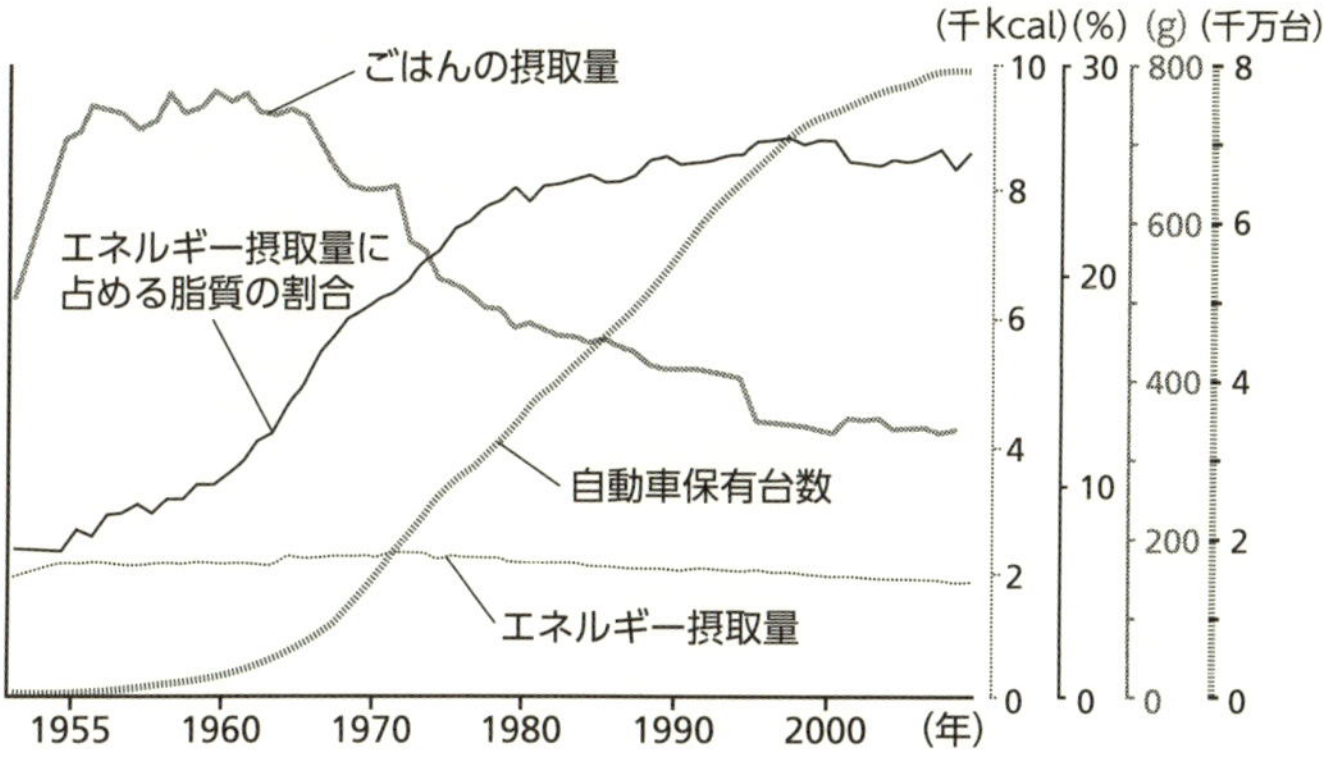

また、自動車保有台数がぐんぐん伸びるなど、生活が便利になって、体を動かすことが少なくなったことも一因です。

この七〇年で、日本人の歩数は約半分に減ったといわれています。「平成二五年国民健康・栄養調査」（厚生労働省）によると、成人の一日あたりの平均歩数は、男性七〇九九歩、女性六二四九歩。実は、二〇〇〇年から厚生省（現厚生労働省）が推進してきた「健康日本21」では、当時、一日平均、男性八二〇二歩、女性七二八二歩だった歩数を、一年間で男女とも一〇〇〇歩ずつ、一〇年間で一〇〇〇歩増やすことを目指して、男性九二〇〇歩、女性八三〇〇歩の目標を掲げたのですが、逆に一年間で一〇〇歩くらいずつ減ってしまったという経緯があります。

そして、その後も減る傾向にありましたが、やはり昨今の健康志向を反映してか、ここにきて少し上向いています。スポーツ庁の「平成二六年度体力・運動能力調査」(二〇一五年一〇月に公表)で、六五~七九歳の高齢者に向上が見られたことも頷けます。この傾向が続いてくれるといいのですが……。

太る原因

人は、なぜ太るのか？　簡単にいうと、食べたカロリーが消費するカロリーを上回っているからです。しかし、本当はもっと根本的なところに、太る原因はあったのです。

私たち人類の祖先は、約二〇万年前にアフリカで誕生したといわれています。その後、約七万年前にアフリカを出て、大きく二つに分かれていきました。一つは現在のヨーロッパ大陸に渡ったコーカソイド。もう一つはアジア大陸に渡ったアジア人、ベーリング海峡を渡ったアメリカの原住民、オーストラリアのアボリジニーなどのモンゴロイドの系統。そして、アフリカに留まったのがニグロイドというわけです。

文明が起こったのは数千年前のこと。農耕や牧畜が行われるようになり、人々は安定的に食料を自給するようになりました。つまり、それまではずっと狩猟採集の時代だったのです。動物を狩り、野山に自生する果実や根菜類などを採って食べる生活は、食べたいものを食べたいときに、お腹いっぱい食べられるような現代の生活とは違って、大部分は飢餓との闘いだったことは、想像に難《かた》くありません。加えて、厳しい自然環境との闘いもあったはずです。こうした過酷な時代を生き抜いてきた人類のＤＮＡ。そのＤＮＡの遺伝情報に、肥満のカギがあったのです。

エネルギーのこと

さて、私たちが生命を維持していくためには、エネルギーが必要です。そして、そのエネルギーをつくり出す、最も基本となる栄養素はブドウ糖です。

ご飯やパン、麺類などの糖質は、食べると消化・分解されてブドウ糖として吸収され、血流に乗って全身へと運ばれ、筋肉や脳の活動エネルギーとして使われます。すぐに使われない糖はグリコーゲンとして肝臓や筋肉に蓄えられ、必要なときにはそのグリコーゲンがエネルギーとして使われることになります。しかし、肝臓も筋肉も貯蔵できるグリコーゲンの量は決まっているため、過剰に糖質が入ってくると、それらは脂肪として蓄えられることになります。この、脂肪がたくさん蓄えられた状態が、肥満というわけです。

反対に、絶食時（飢餓状態）では、エネルギー源として、まず、グリコーゲンが分解され、消費されますが、次に、蓄えられた脂肪（脂肪酸）やタンパク質（アミノ酸）が分解され、使われます。また、グリコーゲンが使われてしまうと、肝臓は新たに糖をつくって血中に供給することにより、血糖を維持します。さらに、肝臓は、脂肪酸からケトン体という物質をつくって、脳のエネルギー源として供給します（ただしこのケトン体は後述するように、糖尿病患者さんの場合、大量につくられ、ケトアシドーシスを引き起こすリスクとなります）。

脂肪細胞の本来の役割

ヒトは生命をつなぐため、このような体の仕組みをつくり上げてきたのです。

こうしてみると、脂肪細胞は本来、人間にとって必要なものだったことがわかります。つまり、飢餓のときなど緊急事態が発生したときに、ブドウ糖として最終的に利

肥満の種類

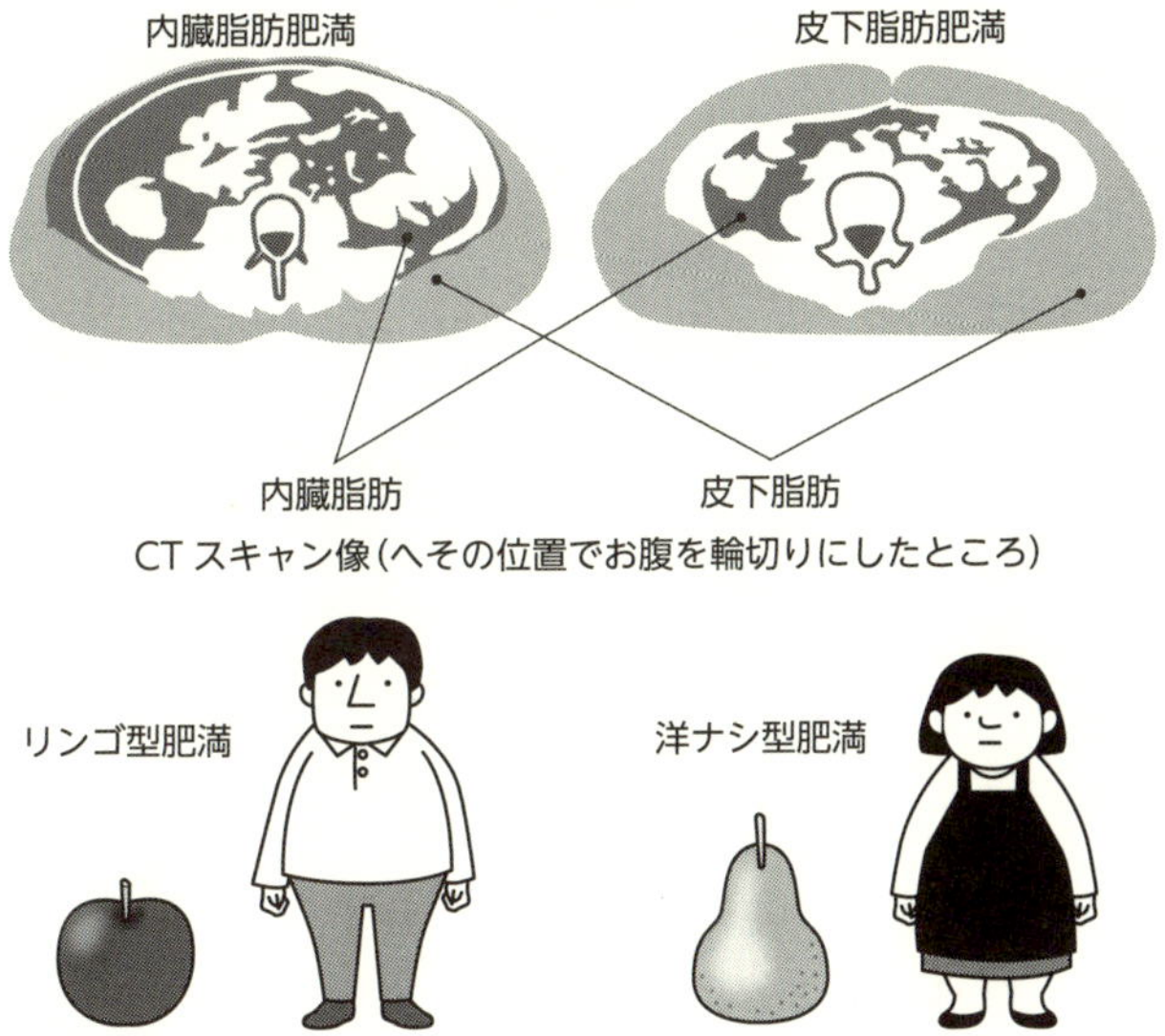

CT スキャン像（へその位置でお腹を輪切りにしたところ）

用できる**エネルギー**を蓄積する組織が、**脂肪細胞**だったのです。

ですから、脂肪を溜め込むことは、体の仕組みとしては理にかなっているのです。ただ、飽食の時代といわれる現代日本では、かつてのような飢餓状態はありませんから、**蓄積された脂肪は使われることがなく**、どんどん溜まってしまうわけです。

筋肉の霜降り状態、肝臓のフォアグラ状態

肥満は大きくは、内臓脂肪型肥満と皮下脂肪型肥満の二つに分けることができ、前者は**リンゴ型肥満**、後

者は洋ナシ型肥満ともいわれています。

脂肪の溜まる場所は男女で異なり、女性ホルモンが豊富にある閉経前の女性の場合は、主に皮下に溜まります。女性ホルモンには、皮下脂肪をつくる働きもあり、これは生物学的に、女性が妊娠・出産・授乳のため、必要なエネルギーを貯蔵する必要があったために獲得した能力です。

それに対して、女性ホルモンが少ない男性や、閉経後の女性は、皮下に脂肪を溜める限界があって、余剰分は内臓脂肪（腹部の内臓周囲の腸間膜などに蓄積する脂肪）になります。ですから、エネルギーが過剰な状態になると、内臓脂肪が溜まって、内臓脂肪型肥満になってしまうのです。

怖いのは、この内臓脂肪型肥満です。そして、**さらに怖いのは、エネルギーの過剰な状態が続いて、内臓脂肪にも溜め切れなくなったときです。その溢れ出した脂肪がどこへ行くかというと、筋肉や肝臓にどんどん溜まっていきます**（異所性脂肪）。そうなると、筋肉は「霜降り状態」、肝臓は「フォアグラ状態」となり、インスリンが筋肉や肝臓に糖を取り込む働きは障害され、インスリンの効きが悪くなります。こうして、内臓脂肪型肥満がある程度限度を超えると、インスリン抵抗性が起こるのです。

脂肪細胞のもう一つの役割

そのステップを見ていくと、脂肪細胞は、飢餓に備えるためのエネルギーの貯蔵庫というだけでなく、インスリンの働きが阻害されないために、**脂肪を蓄えておく場所でもあること**がわかりました。つまり、肝臓や筋肉に脂肪が溜まると、インスリンの働きが悪くなって、糖尿病になってしまいますが、そうならないように、脂肪細胞は、ある段階までは脂肪を溜めるリザーバーとしての役割を果たしているのです。

脂肪萎縮性糖尿病という病気がありますが、これは脂肪細胞をつくることができない遺伝病で、ひどい糖尿病を発症します。脂肪細胞をつくれないということは、脂肪を溜める場所がないということですから、直接筋肉や肝臓に脂肪が溜まり、インスリン抵抗性が強くなり、糖尿病になる、というわけなのです。

メタボはインスリンが効きにくい状態

近年、急速に広がった言葉にメタボリックシンドロームがありますが、このメタボリックシンドロームは、内臓脂肪型肥満に、①高血糖、②高血圧、③脂質代謝異常、の三つのうち二つ以上が重なった病態をいい、その状態の人を有病者、一つだけをもっている人の場合は予備軍とされています。

日本での診断基準は、ウエスト周囲長（おへその高さの腹囲）が、男性八五㎝、女性九〇㎝以上で、①空腹時高血糖が一一〇mg/dL以上、②収縮期（最大）血圧が一三〇mmHg以上、かつ／または拡張期（最小）血圧が八五mmHg以上、③高トリグリセライド血症が一五〇mg/dL以上、かつ／または低ＨＤＬコレステロール血症が四〇mg/dL未満、のうち二項目以上があてはまる場合です（二〇〇五年四月、メタボリックシンドローム診断基準検討委員会が策定）。

当然ながら、メタボはインスリンが効きにくい状態ですが、メタボで糖尿病に移行する確率は、メタボでない人より約五倍も高いことがわかっています。しかし、メタボになったからといって、必ず糖尿病になるわけではなく、もともとインスリンが出にくいという体質の人に、メタボによるインスリン抵抗性が加わると発症するリスクが高いということです。

また、メタボ型の糖尿病では、動脈硬化、心筋梗塞、脳卒中などを発症する危険が、四、五倍高いということもわかっています。私が医学生だった頃は、四大リスクファクターとして、一番目に血圧、次にコレステロール、タバコ。糖尿病はどちらかというと四番目という位置づけでしたが、現在は逆転して、主要な原因としてメタボと糖尿病が挙げられています。

つまり、今や、血圧とコレステロールは大変よい薬が開発され、通常よく管理できるようになり、タバコも喫煙率がまだ不十分ながらだんだん減っていますが、**メタボや糖尿病はどんどん増えていることに加え、治療薬の開発もまだ不十分**です。

脂肪細胞は膨らんで大きくなる

ところで、肥満の状態には、

①脂肪細胞一つ一つの脂肪の量が増えて大きくなっている場合
②脂肪細胞の数が増えている場合
③これら二つの状態が混在している場合

があります。

そして、脂肪細胞の数は、赤ちゃんから子供の頃まで増えて、その後、徐々におさまってきて、思春期を過ぎた頃になるともう増えませんから、大人の肥満は一般に①

の状態、すなわち脂肪細胞が風船のように膨らんで大きくなった状態です。

しかし、脂肪細胞は限度以上には大きくなりません。ですから、**脂肪の量が一定量を超えてしまうと、リザーバーの機能を果たせなくなってしまい、その結果、皮下脂肪→内臓脂肪→異所性脂肪という道を辿《たど》る**のです。皮下脂肪を溜めにくい男性や閉経後の女性は、エネルギー過剰の下でいきなり内臓脂肪が溜まり、それが続くと異所性脂肪が肝臓や骨格筋に蓄積していきます。

では、脂肪細胞は、どのくらい膨らむのかというと、小さいときは直径五〇〜六〇マイクロメートル（一マイクロメートルは一〇〇〇分の一㎜）ですが、それが一〇〇〜一三〇マイクロメートルになるときもあります。半径で三倍、表面積では九倍、体積では二七倍、そのくらいまでは大きくなります。

つまり、高度肥満（ＢＭＩ三五以上）と呼ばれる状態まで、脂肪細胞は大きくなりうるのです。

発想のきっかけ

高脂肪食が、肥満や糖尿病を起こしやすいという事実はよくわかっていますが、ここで一つ疑問がわいてきます。それは、揚げ物や脂身の多い肉など、脂っこいものをたくさん食べているのに痩せている人がいる、また、糖尿病にならない人もいるということです。

そこで、私たちの研究グループは、肥満や糖尿病のメカニズムを探るのに「ＰＰＡＲγ」という遺伝子に目をつけました。つまり、**この遺伝子こそ、肥満とインスリン抵抗性を結びつけるカギとなる物質ではないか**、と見当をつけたのでした。

発想のきっかけは、「チアゾリジン誘導体」という、インスリンの働きを改善する薬でした。それまでの糖尿病の治療薬は、インスリンの分泌を高める目的の薬でしたから、この薬が出てきたときは、「インスリン抵抗性を改善する特効薬が出た」と、感動したものです。事実、肥満をもった糖尿病に、とてもよく効きましたし、今も優れた薬剤として使用されています（ただし、副作用があるのですべての患者さんに使えるわけではありません）。

矛盾を解明する

しかし、当初、この薬が具体的に、体にどのように働いて効くのかはわかっておらず、その最初のカギが解明されたのは、一九九五年になってからのことです。そこで立てられた仮説は、チアゾリジン誘導体が、脂肪細胞のＰＰＡＲγ（核内受容体型の転写因子の一種）に結合して遺伝子を活性化させることで、インスリン抵抗性を改善するというものでした。

ＰＰＡＲγは、これに先立って、一九九四年アメリカで、脂肪細胞をつくる遺伝子、すなわち脂肪になる前段階の細胞（前駆脂肪細胞）の分化を促進し、脂肪細胞をつくる遺伝子として発見されました。

そこで、「あらっ⁉」と思ったのです。チアゾリジン誘導体とＰＰＡＲγは、いってみれば敵どうしではないか。ＰＰＡＲγは、脂肪をつくる役目。**にもかかわらず、なぜ肥満に伴う糖尿病の特効薬となりうるのか。**

私たちは、この矛盾を解明すべく、肥満糖尿病マウスをつくって、薬がどのように働くかを研究することにしました。

前述しましたように、通常、太ると脂肪細胞は大きくなります。ところが、この肥満糖尿病マウスにチアゾリジン誘導体を投与すると、大きく膨らんでいた脂肪細胞が、二週間で**小さくなった**のです。肥大した脂肪細胞は、糖尿病などを引き起こす悪玉物質を出すことが知られていますが、小型の脂肪細胞のほうは、悪玉物質を少ししか出していませんでした。このことから、私たちは、「小型脂肪細胞が多量にできたことで、インスリン抵抗性が改善したのではないか」という仮説を立てました。

と、同時に、チアゾリジン誘導体がＰＰＡＲγに結合すると、いったい何が起こるかを調べました。すると通常は思春期以降止まっている前駆脂肪細胞から小型脂肪細胞への分化が強力に促進され、大型脂肪細胞はＰＰＡＲγによってアポトーシス（能動的細胞死）を起こしたのです。

わかりやすくいうと、ＰＰＡＲγは、皮下の小型脂肪細胞を大量につくる一方、大型脂肪細胞がもっている「自爆装置」のスイッチを入れて、大型脂肪細胞を自殺に導くということです。

小型の脂肪細胞は良い細胞

それまでは、脂肪細胞は一種類であり、大型と小型の性質の違いはあまり気にされていませんでしたが、私たちは、**「脂肪細胞には大型と小型があり、小型の脂肪細胞は悪玉物質を出していない良い細胞なのではないか、そしてチアゾリジン誘導体は、**

主に皮下脂肪で多数の小型脂肪細胞を新たにつくり出し、大型脂肪細胞をアポトーシスで減少させることにより、結果的に大型脂肪細胞を小型脂肪細胞に置き換えることで、インスリン抵抗性を改善する」と考えたのです。

一九九八年、私たちの研究グループは世界に先駆けて、この「小型脂肪細胞説」を提唱しました。その後、しばらくの間は、「脂肪細胞が、大型か小型かということは、インスリン感受性に関係するとは考えられない」といった、多くの反論がありましたが、今では、これが世の中の常識になっています。

研究とは、いつもこの繰り返しだと、つくづく思います。

期待に反して

その後、私たちは「PPARγの機能が活発に働くとインスリンの効きが良くなるので、逆にPPARγが働かなくなるとインスリンの効きが悪くなる」と考え、PPARγのないマウスをつくって検証しようと考えました。この実験は、窪田直人君が中心となって行われました。

ところが、PPARγを完全に欠損したマウスは生まれてきませんでした。そこで、二つあるＰＰＡＲγ遺伝子の一つだけを欠損したマウス――ＰＰＡＲγが半分のマウスを使いました。

結果は――、期待に反して、マウスの体重や血糖値はまったく変わりませんでした。これにはすごくがっかりさせられました。

ＰＰＡＲγを刺激すれば、糖尿病が良くなるのだから、**ＰＰＡＲγがなくなれば当然、糖尿病になると考えていたのに、実際にはならなかった。**しかも、このマウスをつくるのに、私たちは四年も費やしていたのです。

そんななか、グループでディスカッションしているときに、「高脂肪食を食べさせてみてはどうか」という提案がありました。私たちは、マウスに一般的な和食を食べさせていましたが、日本人の脂肪を摂る量が増えたことで、肥満が増加しているのだから、マウスにも高脂肪食を、というわけです。

それで、さっそく高脂肪食に切り替えたところ、**想像もできないような、とんでもないことが起こった**のです。

このマウスは、ＰＰＡＲγが半分なのだから、高脂肪食を食べさせると、ひどい糖尿病になるはずだ。誰もがそう思っていました。

が、事実はまたしても違ったのです。マウスは、高脂肪食を食べさせてもほとんど太らないばかりか、糖尿病にもなりにくいことが、判明しました。

脂肪細胞を観察すると、それも小さい。考えてみれば、太らないから、当たり前なのです。そして、当然、小型脂肪細胞は糖尿病になりにくい。

ＰＰＡＲγが半分のマウスは、私たちの予想を大きく裏切って、糖尿病になりにくい体質になっていたのです。

肥満を引き起こすカギ

このことから、私たちは、成熟した脂肪細胞ではＰＰＡＲγと高脂肪食の組みあわせこそが、大型脂肪細胞をつくる仕組みだという仮説を立て、検証しました。ＰＰＡＲγが半分しかないマウスは、脂肪細胞の肥大化の刺激が抑制されて、脂肪細胞が小型になることがわかりました。

前述しましたように、チアゾリジン誘導体によってインスリンの効きが良くなるというのは、チアゾリジン誘導体がＰＰＡＲγに結合し強力に活性化することによって、前駆脂肪細胞から小型の脂肪細胞がたくさんできるためなのですが、ＰＰＡＲγの働きを抑えて小型になる場合は、同じ小型でも、新しい細胞ができるのではなく、高脂肪食による肥大化が抑制されて小型のままでいるということなのです。

つまり、①小型脂肪細胞が積極的にできる、②脂肪細胞の肥大化（大型化）が抑制される——この二つの違いを検証したわけです。そして、どちらの場合にも小型脂肪細胞はインスリン感受性を上げるのです。

その結果、普通のマウスは、高脂肪食を食べさせると、脂肪細胞は大きくなって、肥満になり、インスリンの効きが悪くなりました。しかし、ＰＰＡＲγが半分のマウスは、高脂肪食を食べさせても脂肪細胞は大きくならず、肥満にもならずにインスリンの働きも良いことが示されました。

このことから、**ＰＰＡＲγは、高脂肪食の下で肥満を引き起こすカギとなる物質だということが確認された**わけです。

新しい仮説

もう一つ、この研究結果から、「ＰＰＡＲγは倹約遺伝子である」と、新しい提唱をすることができました。

そもそも、ＰＰＡＲγが半分だけのマウスが、なぜ高脂肪食を食べても太らなかったのか、というと、それはレプチンがよく出ていたからなのです。

レプチンというのは、一九九四年に発見された、脂肪細胞から分泌されるホルモンです。少し太ったり、少し食べすぎたりすると、レプチンがそれだけ多く分泌され、脳の視床下部というところに働いて、摂食を抑制したり、エネルギーの消費量を増やしたりして、肥満にブレーキをかける役割を果たします。

太っている人は、このレプチンが出ていても効いていない状態で、脂肪の摂りすぎがその原因になっています。つまり、

●脂肪の摂りすぎでレプチンが効かない
↓
●肥満になる
↓
●さらにレプチンの効きが悪くなる

放っておくと、この悪循環がずっと続いてしまうのです。

ＰＰＡＲγが半分のマウスは、このレプチンがよく出ていて、エネルギー消費が亢進していたというわけです。

さらに、突き詰めると、正常では、ＰＰＡＲγが脂肪細胞へのエネルギーの蓄積を行いつつ、その際レプチンを抑えることによって、エネルギーを効率的に溜めることがわかりました。

以上のことから、ＰＰＡＲγ遺伝子が正常の場合は、レプチンの分泌が抑えられて「エネルギー蓄積型」になり、ＰＰＡＲγ遺伝子が半分欠けていると、ＰＰＡＲγによる抑制が少なくなり、レプチンの分泌が増えて「エネルギー消費型」になるという説を提唱し、これが、「**ＰＰＡＲγは倹約遺伝子である**」という新しい仮説につながったのです。

アラニン型とプロリン型

さて、これまではマウスを使っての実験でしたが、それでは人間ではどうでしょう。

人間のＰＰＡＲγ遺伝子の一二番目のアミノ酸は、通常、プロリンと呼ばれるアミノ酸ですが、それがアラニンというアミノ酸に変異している人もいます。

そして、このアラニンをもっている人（アラニン型）のＰＰＡＲγの働きは、プロリンをもっている人（プロリン型）に比べて低下しています。つまり、アラニン型の人は、エネルギー消費型ですから、現代のような飽食のもとでは、肥満になりにくく、インスリンの効き具合が良く、糖尿病にもなりにくいことがわかりました。この研究は原一雄君が行いました。

私たちは、ＰＰＡＲγが活発に働いている人は肥満や糖尿病になり、ＰＰＡＲγが活発に働いていない人は肥満や糖尿病にならないのではないか、と考えていましたが、このことによって、それが証明されたことになります。

ところが、日本人では、アラニン型はわずか四％で、九六％は太りやすいプロリン型です。ちなみに、欧米人は八〇％がプロリン型です。どうして我々人類は、肥満や糖尿病になりやすい方のタイプのＰＰＡＲγのプロリン型を多くもっているのでしょう。

前述しましたが、人類の歴史は約二〇万年前に始まりました。大部分は飢餓の時代で、ようやく食料を自給できるようになったのは数千年前です。現代人の体質は大部分が数万年前につくられたと考えられていますが、その当時の飢餓の時代には、ＰＰＡＲγのプロリン型は脂肪を燃やさずに効率的に蓄積する、すなわち倹約することで飢餓に強く生存に有利な遺伝子だったわけです。それが現代人の多くがＰＰＡＲγのプロリン型をもっている理由と考えられます。

ところが、遺伝子が大きく変わらないまま、現代は飽食の時代となり、生存に有利だった倹約遺伝子があだとなって肥満や糖尿病がどんどん増加していると考えられます。ですから、**肥満の体質は人類の長い歴史に由来する根の深いもの**なのです。

日本人の生活の歴史

一方、インスリンが出にくく糖尿病になりやすい遺伝子多型として、安田和基君、春日雅人先生を中心とし私たちもかかわったミレニウム・プロジェクトで発見したＫＣＮＱ１、私たちが同定したＵＢＥ２Ｅ２という二つの遺伝子のスニップなどが知られていますが、日本人の実に六割から八割がこの遺伝子で、インスリン分泌が低く糖尿病になりやすい方のタイプをもっています。

民族による文明の違いとインスリン分泌

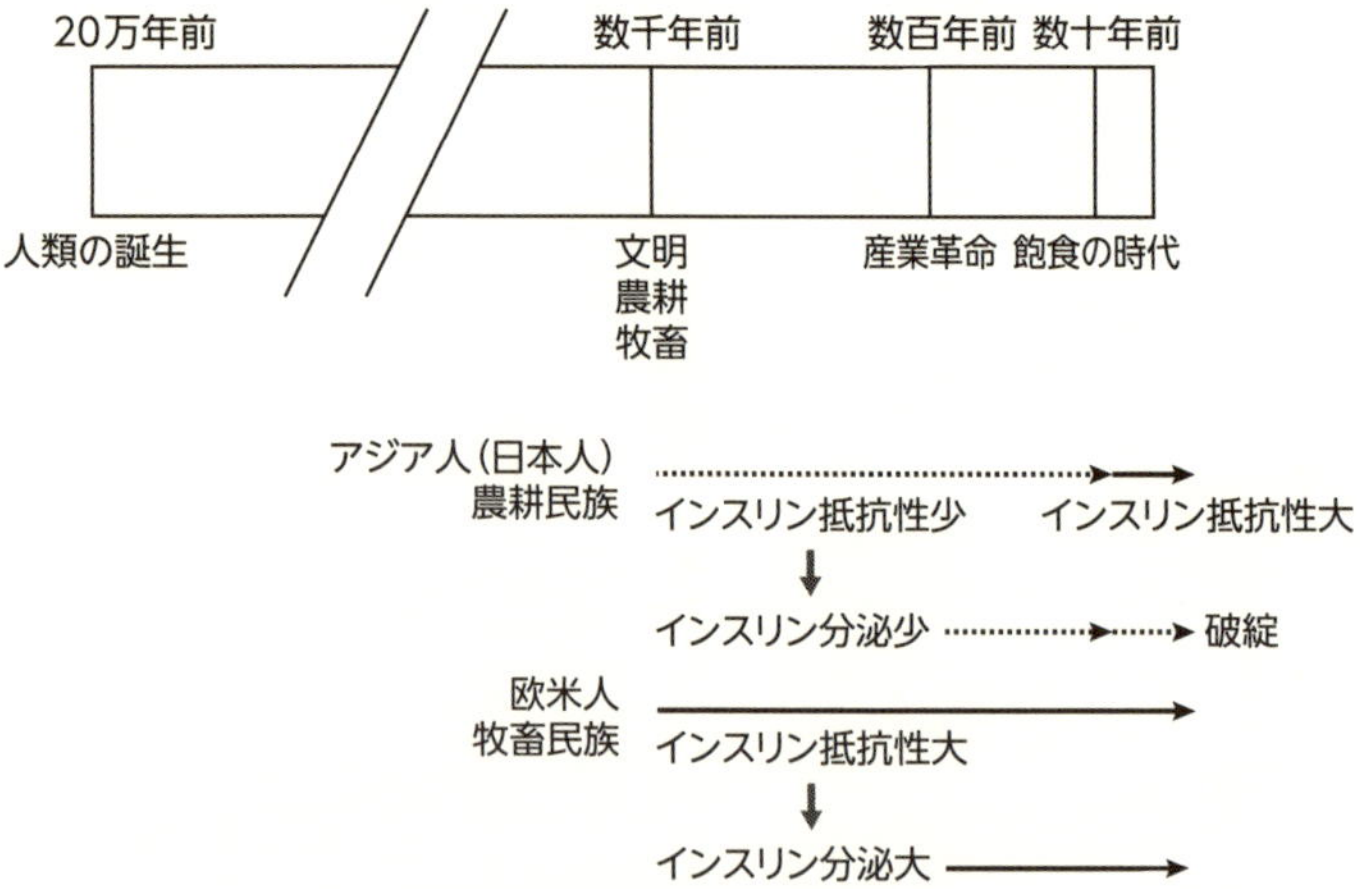

前述したとおり、人類は飢餓の時代から脱却して、数千年前から安定的に食料を自給できるようになりました。そして、欧米人は牧畜をして、ミルクやバター、肉を食べる生活に。アジア人は田畑を耕して、穀物主体の食事を長い間続けてきました。もちろん日本人も、ごく最近までは肉をたくさん食べる生活をしてきませんでした。

つまり、欧米人は数千年にわたって、インスリンを必要とする生活をしていたので、膵臓からインスリンをたくさん出す体質を何百世代もの間に、獲得してきたわけです。

一方、**日本人は、長い間、インスリンをたくさん出す必要がなかった。**ところが、過去数十年の間に、動物性脂肪の摂取量が約五倍も増えました。でも、せいぜい二世代か三世代で、インスリンを出す能力を獲得できるわけがありません。それなのに、肥満などでインスリンの効きの方はどんどん悪くなってきている。だから、欧米以上に日本、そしてアジアで糖尿病が増えているのです。

ちなみに、前述したインスリンが出にくい二つの遺伝子タイプのうち、一つの遺伝子タイプをもっていると、糖尿病のリスク（なりやすさ）は、もっていない人に比べて一・四倍、二つもっていると二倍近くになります。

日本人は、肥満になりやすく、しかもインスリンが出にくいという、極めて糖尿病になりやすい民族だったのです。

脂肪細胞をめぐって

脂肪細胞は、さまざまなホルモンを出す分泌組織としても知られています。しかし、その分泌するホルモンの内容は、大型脂肪細胞と小型脂肪細胞では大きく違っています。

一九九九年、私がかつて留学していたＮＩＨのマーク・ライトマン博士の研究室では、脂肪萎縮性糖尿病で脂肪細胞ができにくいマウスに、正常なマウスの健康な脂肪細胞を移植したところ、糖尿病がすっかり治ってしまったという結果が出ていました。このことから、彼らは、肥満ではない正常な脂肪細胞（小型肥満細胞）は、インスリンの働きを良くする善玉ホルモンを出していて、脂肪萎縮性糖尿病では、そのホルモンが欠乏しているために、インスリンの効きが悪く、糖尿病になっている、という仮説を立てました。

そして、その後、一九八五年にノーベル生理学・医学賞を受賞したアメリカのマイケル・ブラウンとジョセフ・ゴールドシュタイン両博士の研究室に、大阪大学から留学していた下村伊一郎博士によって、その善玉ホルモンの一つがレプチンであり、レプチンは肥満のブレーキとしての役割以外に、インスリンの働きを助ける役割もあることが解明されました。

しかし、**これらの研究結果だけでは、インスリンの働きを良くするホルモンをすべて説明することはできませんでした。**レプチンを脂肪萎縮性糖尿病のマウスに注射すると、確かにインスリンの効きは良くなりますが、健康な脂肪細胞を移植したマウスに比べると、半分くらいしか糖尿病は良くならなかったのです。

未知のホルモン

では、他にインスリンの働きを良くするホルモンは何なのか。私たちは、この未知のホルモンを見つけるべく、実験を開始しました。

最初に着目したのは、一九九九年に論文を発表していた、高脂肪食を食べても太らずに、インスリンの効きが保たれている、ＰＰＡＲγ遺伝子が半分しかないマウスの脂肪細胞でした。その脂肪細胞から、どのような物質が出ているのかを調べました。

すると、高脂肪食を食べさせて肥満・糖尿病を起こす正常マウスの脂肪細胞、すなわち大型脂肪細胞からは、インスリンの効きを悪くするホルモンや炎症に関係するホルモンなど、悪玉ホルモンがたくさん出ていましたが、ＰＰＡＲγ遺伝子が半分しかないマウスの脂肪細胞、すなわち小型脂肪細胞からは、そうした悪玉ホルモンが少ないだけでなく、すでに善玉ホルモンであることが解明されていたレプチンに加え、**アディポネクチンがたくさん出ていたのです。**

長寿ホルモン＝アディポネクチンの発見

「アディポネクチン」は、一九九五年、九六年に、大阪大学の松澤佑次先生のグループをはじめとして四つのグループにより独立に発見されていました。松澤先生のグループは多くの患者さんの分析から、肥満で血中のアディポネクチンが低下することを示していました。

しかし、その機能はまだ解明されていなかったので、私たちは**このアディポネクチンが、インスリンの働きを良くするファクターではないか**、という仮説を立てました。

そして、二〇〇一年、私たちの研究グループを含めた三つのグループが、アディポネクチンがインスリンの働きを促す善玉ホルモンであることを発見したのです。

私たちの研究グループの実験では、高脂肪食を食べさせたマウスは、肥満になってインスリンの効きが悪くなり、糖尿病や高脂血症を起こしていて、血中のアディポネクチンが低下していました。しかし、そのマウスにアディポネクチンを補充すると、インスリンの働きや糖尿病、高脂血症が改善されました。

つまり、アディポネクチンはインスリンの働きを良くして、肥満に伴う糖尿病や高脂血症を防ぐホルモンであることがわかったのです。逆にいえば、肥満・内臓脂肪蓄

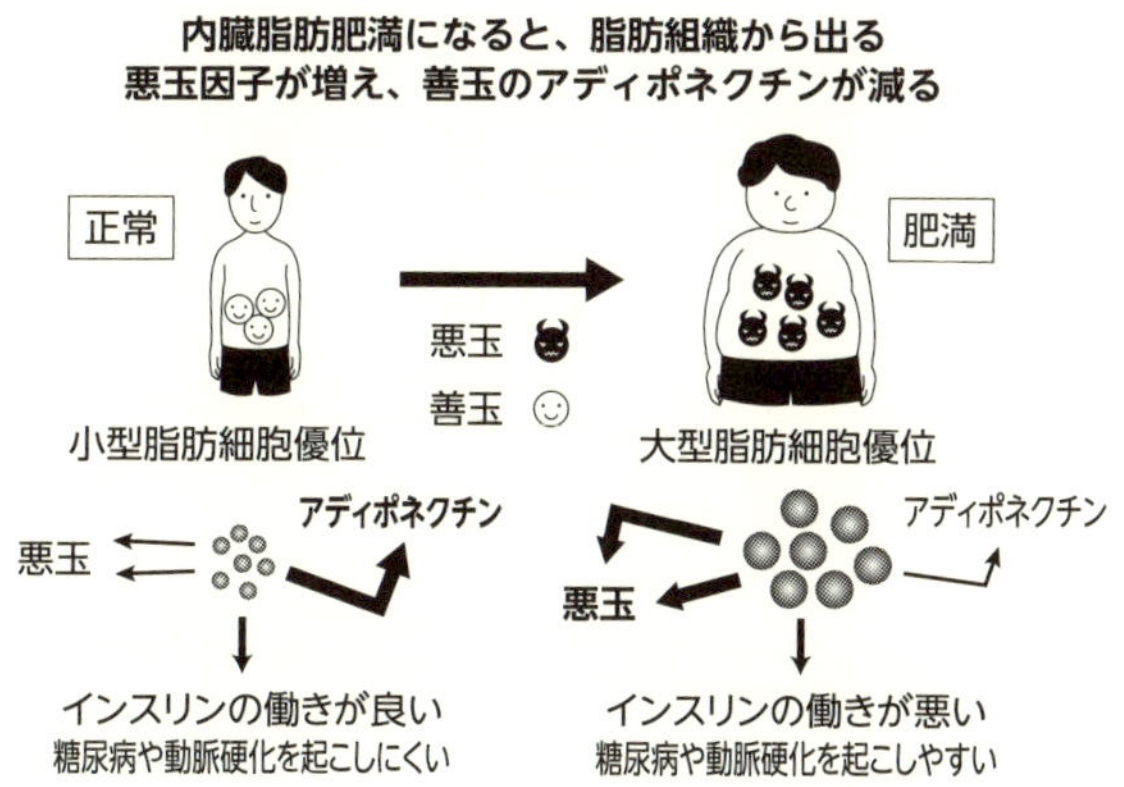

内臓脂肪肥満になると、脂肪組織から出る
悪玉因子が増え、善玉のアディポネクチンが減る

積によって血中アディポネクチンが低下することが**糖尿病や高脂血症の原因として重要**であるとわかったということです。この実験は山内敏正君が中心になって行われました。

また山内君は、この肥満糖尿病マウスの実験だけでなく、脂肪萎縮性糖尿病マウスによる実験も行いました。脂肪萎縮性糖尿病マウスに、レプチンだけ、アディポネクチンだけを単独で投与すると、いずれのマウスも糖尿病は部分的にしか良くなりませんでしたが、レプチンとアディポネクチンを一緒に投与すると、完全に糖尿病が良くなりました。

これによって、**脂肪細胞から出る善玉ホルモンは、レプチンとアディポネクチンで説明できる**ことが証明できました。

この研究結果は二〇〇一年に「ネイチャー・メデ

イシン」誌に発表し、代謝の分野ではバイブル的な存在となって、今までの引用回数は二五〇〇回以上にのぼっています。

アディポネクチンの役割

しかし、この論文を発表した当初は、アディポネクチンの糖尿病抑制作用は必ずしもそのまま受け入れられたわけではありませんでした。「まだ、メカニズムも何も、わからないではないか」というわけです。

そこで、私たちは、ＡＭＰキナーゼという酵素に注目しました。

酵素というのは、生体内で起こるさまざまな化学反応を促進する物質で、数千種類以上あるとされています。その中の一つ、ＡＭＰキナーゼは、筋肉や臓器に存在する酵素で、運動をすると活性化され、筋肉でのブドウ糖や脂肪の取り込みが高まります。つまり、インスリンとは関係なく、エネルギーを燃焼させるわけです。**肥満や糖尿病などに運動療法が有効なのは、そのため**です。

ところが、アディポネクチンは筋肉や肝臓に働き、ＡＭＰキナーゼを活性化するということがわかりました。要は、**運動しなくても、**筋肉ではエネルギーの燃焼を促進し、肝臓では糖の新生や脂肪の合成も抑制するということです。

また、アディポネクチンは、主に肝臓でＰＰＡＲαという転写因子も活性化します。ＰＰＡＲαは前述したＰＰＡＲγと類似の核内受容体型の転写因子ですが、ＰＰＡＲγが脂肪細胞での脂肪蓄積を促進するのに対し、ＰＰＡＲαは主に肝臓での脂肪燃焼を促進します。つまり、アディポネクチンがＰＰＡＲαを活性化することで、肝臓における脂肪の燃焼が促進され、結果的に脂肪の蓄積を減らすことができるのです。

このことから、私たちは二〇〇二年に、「アディポネクチンはＡＭＰキナーゼやＰＰＡＲαを活性化することでインスリンの働きを良くする作用がある」という主旨の論文を「ネイチャー・メディシン」誌に発表しました。

アディポネクチン受容体の発見

この頃になると、アディポネクチンの重要性は、世界中の研究者の誰もが気づいていて、多くの研究グループが、この受容体を躍起になって探していました。私たちも、一刻も早く見つけたいと、山内君を中心に日々実験を繰り返していました。

そして二〇〇三年、ついに単独で、アディポネクチンの受容体を同定することに成功、「ネイチャー」誌に論文を発表しました。

では、どのようにして同定したのか——。実験には、ヒトの筋肉を使いました。まず、筋肉に発現しているタンパク質を血球系の細胞に（一つの細胞の中に一つの割合で）組み込みます。そしてアディポネクチンに赤の蛍光色素をつけるのです。すると、アディポネクチンの受容体を発現している細胞であれば、このアディポネクチンがその細胞に結合して、細胞が光ることになります。それを利用して、アディポネクチンが結合する細胞を集めようとしたわけです。

ところが、アディポネクチンというのは、いろいろなところにベタベタとくっつく。そもそも、この名前自体が、「アディポ」＝「脂肪」、「ネクチン」＝「くっつく」という意味だから仕方ないのですが、アディポネクチンの受容体とはまったく関係ない遺伝子を発現している細胞ばかりが採れてしまって、一回では同定することができませんでした。

そこで、赤の蛍光色素をつけたアディポネクチンに、緑の蛍光色素をつけたアディポネクチンを加えました。そうすると、アディポネクチンの受容体でない場合は、赤のアディポネクチンに、緑のアディポネクチンがさらにくっつくだけになるのですが、アディポネクチンの受容体に結合した場合は、**赤が緑に置き換わる**のです。これはホルモンと受容体が一：一で結合するという受容体がもっている一般的な性質によるものですが、こうして私たちは、緑だけ結合する細胞を取り出し、アディポネクチンの受容体（AdipoR1＝1型）を同定することができました。

さらに、私たちは、それ以前の研究で、アディポネクチンの受容体は二つあるらしいということがわかっていたので、AdipoR1の配列をもとに、もう一つのアディポネクチン受容体を見つけ、AdipoR2（2型）と名づけました。

最初は信じられなかった

アディポネクチン受容体を発見して非常に驚いたのは――そもそもこの受容体はアミノ酸配列から構造を推定すると細胞膜を七回貫通する七回膜貫通型受容体と考えられたのですが――、それまで多くのホルモンの受容体としてよく知られている同じく七回膜貫通型受容体であるGタンパク質共役型受容体とは**まったく逆の向きをしていた**ということです。

Gタンパク質共役型受容体は、これまで二〇〇種類くらい知られていますが、その向きは皆同じでした。

少し専門的になりますが、受容体というのは細胞や細胞膜にあって、ホルモンや化学物質などと結合して、細胞内に反応を起こすタンパク質です。そして、そのタンパク質は、アミノ酸が多数結合して連なったものです。

そのアミノ酸には、カルボキシル基とアミノ基という基（原子の集合体）があり、それらはタンパク質の一番端にあって、アミノ基のほうをN末端、カルボキシル基のほうをC末端と呼んでいます。

さきほどの話に戻すと、つまり、これまで知られている通常のGタンパク質共役型受容体は、細胞外にN末端、細胞内にC末端があり、細胞膜を七回貫通するタイプ。しかし、**アディポネクチン受容体は、N末端が細胞内、C末端が細胞外にある七回膜貫通型**だったのです。

このことを、清水孝雄先生のところに共同研究で出入りして実験をしていた山内君が最初に見つけて私に報告してきたときには、私自身が、最初は信じられませんでした。何か実験にミスがあったのではないか。そう疑って、何度も、何度も確認しました。その結果、間違いなく、アディポネクチン受容体は、通常のGタンパク質共役型受容体とは異なり、逆の向きをしていました。

ロディッシュの反論

ところが、私たちが、「糖尿病を抑える作用を示すアディポネクチンの受容体を同定した」ことを二〇〇三年に「ネイチャー」誌に発表した翌年、最初にアディポネクチンを発見した四つのグループの一つ、ハーベイ・ロディッシュ博士のグループが、Tカドヘリンという筋肉などにある細胞の接着に関係する物質が、アディポネクチンの受容体だ、と発表したのです。

これ以後、私たちが発表したアディポネクチンの受容体が本物なのか、Tカドヘリンが本物なのか、世界中の研究者の間で、約三年間におよぶ大論争が巻き起こりました。

何しろ、ハーベイ・ロディッシュという学者は、ノーベル賞学者を含む一〇〇人以上の弟子をもっている細胞学の大権威です。しかし、二〇〇七年前半、最終的には私たちのほうが正しいということが、証明されたわけです。

世界的なコンセンサスに

正直いって、ロディッシュの論文が出たときでも、私たちは自分たちの研究に自信がありましたから、動じることはありませんでした。しかし、一方で、私たちが出した受容体が本物かどうか、まだ証明できていない時点では完全に納得するわけにはいかない、という研究者が多くいたことも否めません。

そこで、私たちは、これを証明することを考えました。1型、2型とも、アディポネクチンの受容体がまったくないマウスをつくって、実験を行ったのです。

その結果、このマウスの肝臓では、アディポネクチンをまったく結合しませんでした。さらに、通常は、アディポネクチンを投与すると血糖値は下がるのですが、これらのマウスはまったく下がりませんでした。

つまり、**アディポネクチンは、1型、2型の受容体がなければ機能しない**ということです。このことは、二〇〇七年に「ネイチャー・メディシン」誌に発表し、私たちが発見した受容体が、主要なアディポネクチン受容体であることが証明され、世界的なコンセンサスとなったのです。

その後の研究で、アディポネクチン受容体は、肥満や糖尿病のときに減っているということがわかりました。肥満や糖尿病のときは、アディポネクチンが減っているだけでなく、**受容体も減っていて**、それがアディポネクチンの作用を減らしているのです。

アディポネクチンを介して

私たちは、アディポネクチンは、骨格筋でカロリー制限や運動と同じような、寿命を延長するパスウェイ（生物学的経路）を活性化することを発見して、二〇一〇年に「ネイチャー」誌に発表しました。この研究は岩部《いわぶ》真人《まさと》君、山内君を中心に行われました。

どういうことかといいますと、たとえば、糖尿病の薬にビグアナイド薬というのがありますが、これはＡＭＰキナーゼという酵素を活性化して、肝臓での糖新生の抑制、消化管からの糖吸収の抑制、末梢組織でのインスリン感受性の改善によって、血糖を下げます。

しかし、そもそも生体内にあるものではないので、生体のアディポネクチンの経路を利用して働くことがわかっています。前述したインスリン抵抗性改善薬であるチアゾリジン誘導体も同様で、アディポネクチンを増加させることによって働きます。

また、カロリー制限や運動は、主に骨格筋でAMPキナーゼを活性化して、サーチュイン遺伝子（長寿遺伝子）を活性化することがわかっています。肥満で、アディポネクチンの出が悪い状態のとき、カロリー制限や運動が有効なのは、結局はアディポネクチンのパスウェイを活性化するからなのです。

つまり、糖尿病のいろいろな治療は、**すべてアディポネクチンの経路を利用して働く**ということなのです。

アディポネクチン受容体と寿命の関係

二〇一三年、私たちは「アディポネクチン受容体を介するアディポネクチン作用の低下が、肥満に伴う諸疾患を引き起こす」という仮説を立てました。

肥満になると、アディポネクチンが減り、受容体も減ります。このことと、1型、2型、それぞれの受容体の作用を、受容体欠損マウスの実験で検討した結果とあわせてみました。そこで出た結論は、アディポネクチン受容体を介する作用が不全になると、糖尿病、炎症、動脈硬化、脂肪肝、肥満に伴うがん、血管内皮機能低下、アルツハイマー病が起こるのではないか、ということ。

つまり、肥満に伴ってアディポネクチンとその受容体が減少して、その機能が低下することによって、肥満症の病態がすべて説明できるのではないか、という仮説を立てたのです。

そして、**もし、アディポネクチンとその受容体がなかったら、こうしたさまざまな病気が起こって、短命になるのではないか**、と。

そこで、マウスに五〇〇日間、高脂肪食を食べ続けさせて、寿命を観察しました。

その結果、普通のマウス（野生型マウス）は五〇〇日の段階で約八割生存していましたが、アディポネクチン2型受容体を欠損したマウスは六割、1型受容体を欠損したマウスは四割、1型・2型両方の受容体を欠損したマウスは二割しか生存できませんでした。

つまり、**アディポネクチン受容体は寿命に、大いに関係があるということです。**

アディポロンの開発へ

こうした結果を見ると、どうしても「寿命の研究」ということに行きついてしまいます。

カロリー制限や運動というのは、糖尿病をはじめ、さまざまな疾患に有効です。そして、寿命を延長させる根本的なファクターです。それは、誰もがわかっていることです。でも、今の社会の中で、皆が皆、簡単に実行できるかというと、そうではないことも事実です。

実際、私たち医師は、毎日、糖尿病の患者さんに、食事をコントロールすること、運動をすることを、心血を注いでお話ししていますが、そこにはやはり、おいしいものを食べたいという患者さんの気持ちもありますし、運動についても、積極的に行いたいという方から、やりたくないという方まで、さまざまですし、運動したくても糖尿病や肥満の合併症のため、運動ができなかったり制限されているという方もいらっしゃいます。

ですから、できないのは患者さんの「自己責任」だと、片づけるわけにはいきません。自己責任といって片づけてしまったら、私たち医師は責任を放棄することになります。私たちの目的は、**患者さんが今の豊かで便利な社会の中で、十分に生活をエンジョイしながら、病気からも解放されること**です。そのために、私は、患者さんのカロリー制限や運動の手助けをすべきだと思っています。

そして、その方法として、**カロリー制限や運動と同じような長寿経路を活性化する、アディポネクチン受容体の作動薬を開発することが**、一番理に適っていると考えました。

そこで、東大の化合物ライブラリーなどに蓄積されていた六一四万種類の化合物の中から、アディポネクチン受容体に結合して、それを活性化させる物質「**アディポロン**」を見つけ、作動薬開発を開始しました。

アディポロンは、アディポネクチンの１型受容体にも、２型受容体にも結合します。ですから、１型、２型とも受容体のないマウスに投与しても、まったく効果は現れません が、普通のマウス（受容体のあるマウス）に継続的に投与すると、高脂肪食・肥満によるインスリン抵抗性が改善し、低下した筋持久力も回復します。つまり、運動をしたのと同じ効果が得られたのです。

また、肥満や糖尿病の体質をもっているマウスを、健康食を与えるグループ、高脂肪食を与えるグループ、高脂肪食に加えて一日一回アディポロンを与えるグループに分けて、比較してみました。その結果、一二〇日後、健康食を食べていたマウスはほとんど生存していたのに対し、高脂肪食を食べていたマウスは約七割が死亡。しかし、アディポロンを一緒に摂っていたマウスの死亡率は約三割に抑えられ、アディポロンによって生存率が四割上昇することがわかり、二〇一三年に「ネイチャー」誌に発表しました。この研究は岩部《いわぶ》美紀さん、山内君を中心に行われました。

薬の開発というのは、鍵と鍵穴の関係に似ていて、薬が鍵だとすると、鍵の構造を解明して、鍵穴にぴったりとあった鍵をつくることが要求されます。

今はまだ、「死亡率三割」にとどまっていますが、今後それが二割、一割……となるように、私たちは日々研究を続けています。そして、これから数年後には、治験(人間を対象にした臨床試験)を始めることを目指したいと思っています。

まずは、糖尿病がターゲットですが、その他メタボリックシンドローム、心血管疾患、がん、非アルコール性脂肪肝炎(NASH)、腎症、アルツハイマー病など、肥満で増加する生活習慣病の治療法となり、健康長寿の実現に貢献する可能性が大いにあると、私は考えています。

3章

患者さんのための知識
——よく知れば、
糖尿病は怖くない

血糖の調整システム

では、ここで、糖尿病とはどういう病気なのか、ということを改めて確認しておきましょう。

食事を摂ると、食べ物は胃・十二指腸で消化され、小腸で吸収されます。そして、2章でも述べましたが、このとき、ご飯やパン、麺などの炭水化物（糖質）は、ブドウ糖となって吸収され、全身に運ばれてエネルギー源となります。

ブドウ糖は、小腸から取り込まれて門脈内に入り、肝臓に送られ、一部が取り込まれグリコーゲンに変わって蓄えられます。肝臓に取り込まれなかったブドウ糖は筋肉で取り込まれ、エネルギーとして使われたり、一部はグリコーゲンとして蓄積されます。それでも余ってしまったブドウ糖は、脂肪細胞に運ばれ、脂肪として蓄えられます。

一方、血液と一緒に全身を巡っているブドウ糖を血糖と呼びます。食事をすると誰でも血糖は増えますが、増えると脳や筋肉などの組織がこれを取り込み、エネルギーとして消費し、減少すると今度は肝臓に蓄えられたグリコーゲンが、もう一度分解されてブドウ糖になり、血液中に放出されます。そして、それでも足りない場合は、脂肪やタンパク質を分解して、肝臓でブドウ糖をつくり（糖新生）、血液中に補います。

このように、血糖の量（血糖値）は一定の範囲内で変動していて、この変化を「糖代謝」といいますが、健康な人の体には、こうした血糖の調整システムが備わっているのです。

インスリンの役割

その調整システムに、最も重要な役割を果たしているのが、インスリンです。インスリンは、膵臓の組織の中に散在するランゲルハンス島のβ細胞から分泌されるホルモンの一種です。

食事によって血糖値が上がると、膵臓のβ細胞はこの動きを素早くキャッチして、必要な量のインスリンを血液中に出します。

分泌されたインスリンは、肝臓や筋肉に送られたブドウ糖を利用したり、グリコーゲンに速やかに変えられるように作用します。また、空腹時に、肝臓からブドウ糖が過剰に放出されないように、グリコーゲンの分解やブドウ糖を新たにつくる糖新生を抑えるなどして、血糖値を一定に保ちます。

もし、インスリンの量が少なかったり、うまく働くことができなくなると、肝臓や筋肉はブドウ糖を利用することができず、血液中はブドウ糖の多い状態になります。これを高血糖といい、**高血糖の状態が長く続くことを糖尿病と呼ぶ**のです。

糖尿病には、大きく分けて1型と2型があります。

■1型糖尿病

1型糖尿病は、膵臓でインスリンをつくっているβ細胞が壊れて、インスリンがほとんど、またはまったく分泌されなくなって起こる糖尿病です。なぜβ細胞が破壊されてしまうのか、その原因は特定されていませんが、免疫機能との関係が考えられています。私たちの体は自己を守るため、外部から侵入したウイルスなどを撃退する免疫機能が備わっています。この機能に異常が生じると、免疫機構が自己のβ細胞を侵入者と誤認し、攻撃してしまうのです。そのためβ細胞が破壊されてしまうと考えられているのです。

このタイプの患者さんは、インスリンを体外から注射で補充しなければなりません。また、1型糖尿病は、若い人がかかる糖尿病の中で、大きな割合を占めています。1

型糖尿病は中高年者でも発症が認められることがあります。ただし、糖尿病の患者さん全体のうち、1型糖尿病は一〇人に一人もいません。

■2型糖尿病

一方、本書でターゲットとしている2型糖尿病は、すでにご承知のとおり、インスリンは出ているけれど、その量が十分でなかったり（インスリン分泌低下）、出るタイミングが遅かったり（インスリン分泌遅延）、あるいはインスリンがきちんと働かない（インスリン抵抗性）ことなどが原因で起こる糖尿病です。

多くの場合は、インスリン分泌低下・遅延とインスリン抵抗性が組みあわさって起こります。インスリン分泌低下・遅延は遺伝的な要因によって起こり、一方インスリン抵抗性は主に過食・高脂肪食・運動不足など環境因子によって起こります。日本人の糖尿病の約九〇％は、この2型糖尿病です。

■その他の糖尿病

1型、2型のほかにも、遺伝子異常による糖尿病や、他の病気によって起こる二次的な糖尿病、妊娠糖尿病があります。

遺伝子異常によるものとは、一つの遺伝子の異常によって他の遺伝子は関係なく環境因子も関係なく起こる糖尿病で、膵臓のβ細胞の遺伝子異常によって起こる糖尿病や、私たちが同定したようなインスリン受容体に異常があって起こる糖尿病などがあります。また、他の病気とは、膵臓病、内分泌疾患（末端肥大症、バセドウ病など）、肝臓病などで、副腎皮質ホルモンやインターフェロンといった薬物によっても起こります。

妊娠糖尿病は、妊娠中に発症する糖代謝異常で、糖尿病に至る前の段階のものをいいます。妊娠中は、妊娠を順調に進めるホルモンが分泌されますが、そのホルモンには、インスリンの働きを弱める作用があり、これは、母体が摂取したブドウ糖などのエネルギーがすべて母体に取り込まれてしまわないよう、一部は胎盤を通過して胎児に供給する仕組みと考えられています。

しかし、母体が糖尿病になりやすい体質をもっている場合などには通常よりも血糖値が高くなってきて、糖尿病に至る前の段階でも胎児へのブドウ糖の供給が過剰となり、巨大児や新生児期の問題を起こすことがあります。

本人が知らぬ間に

2型糖尿病は、何年もかけて血糖値が少しずつ高くなっていく場合がほとんどで、初期の段階では自覚症状がまったくないことが多く、以下のような症状を自覚するのは、血糖値が相当に高い状態が続くようになってからです。

そのため、本人が知らぬ間に、糖尿病にかかっている場合が多いのです。また、人によっては、気づいたときには合併症が進んでいる場合もあります。**糖尿病は無症状のまま進行する場合が多く、そこが糖尿病の怖いところなのです。**

■糖尿病で出てくる症状

- のどが渇く
- トイレが近い
- 疲れやすく、根気がない
- 食べているのに空腹感がある
- 食べているのに痩せてきた

●目がかすむ
●急に甘いものが欲しくなる
●薄味の料理を物足りなく感じる
●切り傷など皮膚の傷が治りにくい　など

診断のことなど

糖尿病の診断では、血糖値の測定が基本となります。通常は、空腹時血糖値（一二時間以上食事をしない状態での血糖値）の測定や経口ブドウ糖負荷試験のときの血糖値（一定の条件下で75gのブドウ糖を飲んだときの血糖値）を測定し、判断します。図は、日本糖尿病学会が定めた糖尿病の診断基準です。初回の検査で今述べた血糖値の検査とともにHbA1cの検査を行います。

HbA1cのHbはヘモグロビンのことですが、これは血液の赤血球に含まれているタンパク質の一種で、酸素と結合して酸素を全身に送る役目をしています。そして、このヘモグロビンには、血液中のブドウ糖と結合するという性質があります。HbA1c値は、その結合した量（%）を示すもので、過去一～二カ月の平均的な血糖

糖尿病の診断基準は？

糖尿病型▶
- 血糖値（空腹時≧126mg/dL、随時≧200mg/dL, OGTT2時間≧200mg/dLのいずれか）
- HbA1c≧6.5%

OGTT：経口ブドウ糖負荷試験

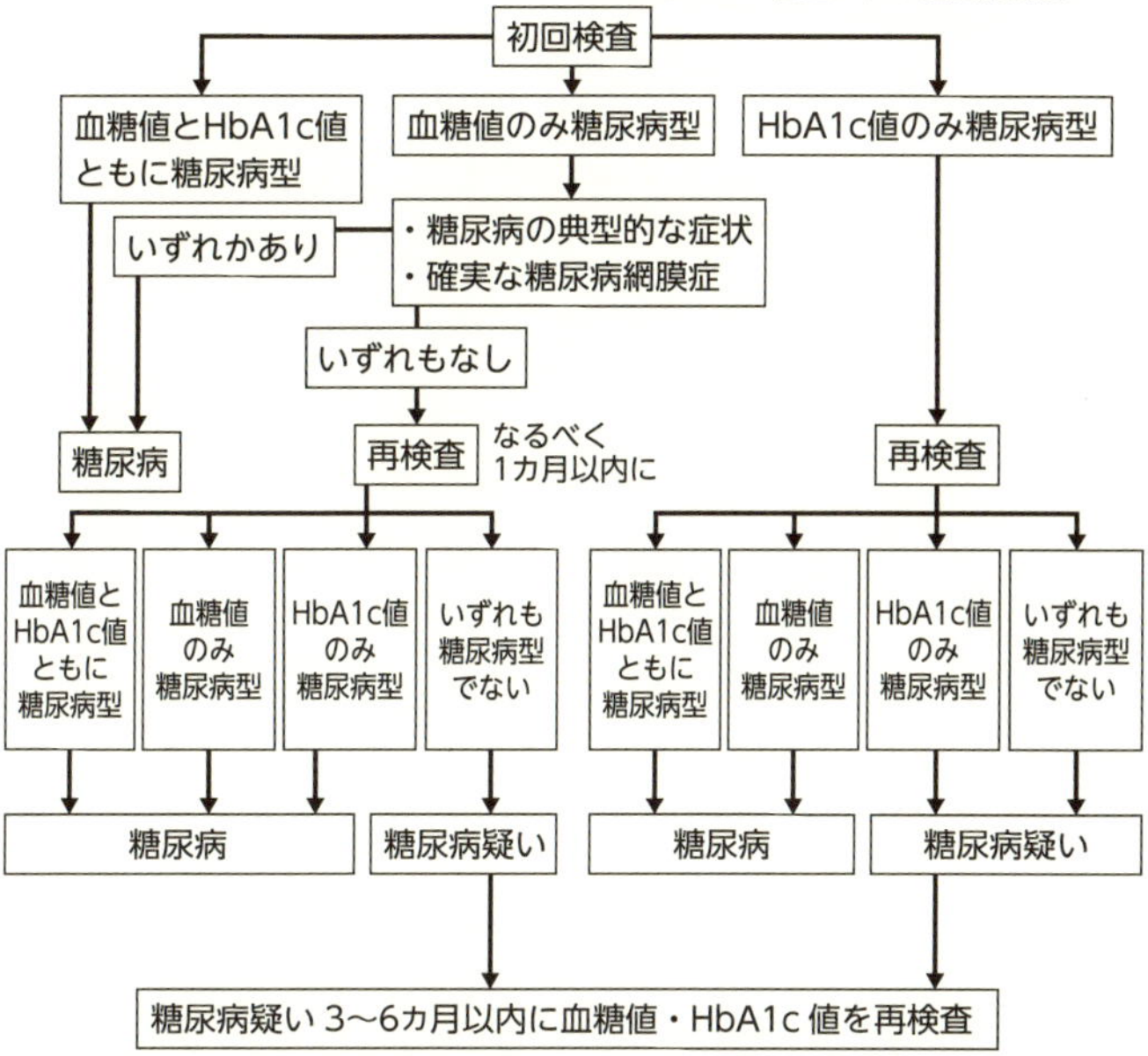

注1）血糖値とHbA1cの同日測定を推奨し、より早期に糖尿病と診断する
注2）初回検査と再検査の少なくとも一方で、必ず血糖値の基準を満たすことが必要（HbA1cのみは不可）
（日本糖尿病学会：糖尿病の分類と診断基準に関する委員会報告より引用改変）

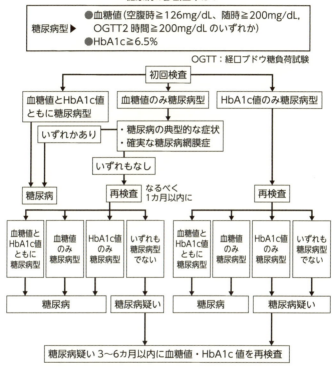

状態がわかるため、糖尿病の早期発見に役立つというわけです。

ちなみに、HbA1c値の正常値は五・六％未満。血糖値の検査では、空腹時一二六mg/dL以上、ブドウ糖負荷試験二時間二〇〇mg/dL以上の場合、糖尿病型と判定し、糖尿病が強く疑われます。同時に、この糖尿病型の高血糖に相当するHbA1cをわが国の疫学調査の中で求めると、六・五％になりました。六・五％以上の場合、糖尿病型と判定し、やはり糖尿病が強く疑われます。

糖尿病とは「インスリン作用低下に伴う持続性高血糖」と定義されます。

血糖値の検査だけでは、それが一過性のものか持続性のものかわかりませんので、以前はもう一回来院していただき、もう一度ブドウ糖負荷試験で糖尿病型であることを確かめて「持続性高血糖」＝糖尿病と診断していました。

ところが、この再検査を受けない人が多く、その理由は「二回検査をしなくては診断できないくらい軽いのだな」というケースもあれば、「糖尿病と診断されるのが怖い」というケースもあったと考えられます。その検査の機会を逃すと、糖尿病は自覚症状がありませんので、長い間糖尿病が放置されて、眼が悪くなったり腎臓が悪くなってから初めて医師のもとを訪れるという人も後をたたなかったのです。

私は日本糖尿病学会の理事長に二〇〇八年に就任しましたが、二〇一〇年に「第2次対糖尿病戦略五カ年計画」に基づく「DREAMSプラン」という六項目のアクションプランを策定しました（エピローグ参照）。これは今後五年間の学会としての活動目標のプランで、DREAMSは、この六項目の頭文字です。

この第一の早期診断・早期治療体制の構築（Diagosis and Care）に関しては、日本糖尿病学会で糖尿病の分類と診断基準に関する委員会を設置し、関西電力病院院長の清野《せいの》裕《ゆたか》先生に委員長をお願いして、HbA1cを糖尿病診断の第一段階として位置づける新しい診断基準を策定していただきました。この現在の診断基準は二〇一〇年の六月一日から用いられており、糖尿病の早期診断体制の構築につながっています。

また、この際HbA1cについても、それまで用いられていたHbA1c（JDS値）をHbA1c（国際標準値）へと切り換え、一時はHbA1c（国際標準値、のちにNGSP値）とHbA1c（JDS値）が併記されていましたが、二〇一四年の四月一日からは何も記載がなくても、HbA1cはHbA1c（NGSP値）を指すことになり、完全単独記載となりました。

診断基準には、「糖尿病型」「正常型」、いずれにも該当しない「境界型」というグループがありますが、この境界型はいわば「糖尿病予備軍」。言い換えれば、**「今の生活をこのまま続けると、近い将来、糖尿病になる可能性がありますよ」**という人たちです。

しかし、この段階で、偏った食事や運動不足などの生活習慣を積極的に改善することにより、糖尿病発症を抑えることができる場合が少なくありません。こうした生活習慣の改善は、糖尿病の方にも有効であることは、いうまでもありません。

血糖値のコントロール

HbA1cは一時点の血糖値ではなく二四時間の血糖値全体の指標となるため、血糖値を低下させたときにどれくらい合併症が抑制されるかという研究には、通常血糖値の指標としてHbA1cが使われてきました。

1型ではDCCT研究（一九九三年）、2型ではUKPDS研究（一九九七年）とKumamoto study（一九九五年）などの結果から、HbA1cは七％未満に抑えること

血糖コントロール目標

	コントロール目標値		
目　標	血糖正常化を目指す際の目標	合併症予防のための目標	治療強化が困難な際の目標
HbA1c(%)	6.0未満	7.0未満	8.0未満

治療目標は年齢、罹病期間、臓器障害、低血糖の危険性、サポート体制などを考慮して個別に設定する
(日本糖尿病学会：糖尿病治療ガイド2014-2015)

が合併症を抑制することにつながると、エビデンスとして確立されてきました。また、二〇〇八年に発表されたＡＣＣＯＲＤ研究など三つの研究によって、重症低血糖を起こすと死亡率が上がってしまうこと、このような場合にはしばしば著明な体重増加を伴っていることが明らかにされました。

そこで、現在の糖尿病の治療の原則は、①早期からの血糖コントロール、②低血糖を起こさない血糖コントロール、③体重増加を起こさない血糖コントロールが重要と考えられています。

このようなエビデンスの下で、インクレチン関連薬が糖尿病治療の中心薬剤となり、またビグアナイド薬が用いられる場合も増加してきました。

二〇一三年に熊本で学会が行われたときに日本糖尿病学会は血糖コントロールの目標値を出しました。これは六・

七・八方式と呼ばれるもので、HbA1c七％未満を合併症抑制の中心目標としながら、罹病期間、年齢、臓器障害、支援の状況、低血糖の危険など、個別の患者を考慮するPatient-centered approachです。

低血糖を起こさず、食事・運動や少量の薬剤でHbA1cが六％に近づければ、それを目標としますし、高齢者で認知症を合併している場合などは、HbA1c八％を目標にすることもあります。


食事をすると、誰でも血糖値が上昇しますが、インスリンの働きが正常な場合、その上昇の程度はゆるやかで、まもなく正常に戻ります。しかし、インスリンの分泌低下・遅延があると、血糖値が急激に上がり、その状態が長く続きます。これが食後高血糖です。おおよその目安としては、食後二時間たったときの血糖値が一八〇mg/dLを超える場合です。

ところが、初期の食後高血糖では、さらに時間がたつと血糖値が次第に下がり、正常な数値に戻る場合があります。そうすると、前述した空腹時血糖値の測定では、「正常」と判定されてしまいます。このように、**食後高血糖は見逃されやすいため、**

「隠れ糖尿病」と呼ばれることもあります。

糖尿病で怖いのは、合併症です。

たとえ糖尿病と診断されても、きちんと治療を受け、血糖値を正しくコントロールしていれば、何ら不自由もなく日常生活を送ることができますが、血糖値のコントロールがうまくいかず、血糖値が高くなったり、不安定な状態が続くと、さまざまな合併症が起こってきます。

合併症のこと

合併症には、大きく分けて、「急性合併症」と「慢性合併症」の二つがあり、前者は極度のインスリン作用不足によって急激に起こる合併症、後者は長い時間をかけて少しずつ進行していくもので、多くは、まったく自覚症状もなく進行し、ある日突然現れます。

血糖値が高いままの生活を続けると、血管が傷つき、血管障害が起こります。すると、適正な栄養が各器官に供給できなくなって、血管だけでなく、全身の臓器や体全体を網羅する神経に、さまざまな障害が起こってくるのです。これが、糖尿病合併症が「血管病」といわれるゆえんです。

では、なぜ、糖尿病になると血管障害が起こるのか。その原因として考えられているのが、「タンパク質の糖化」と「ソルビトールの蓄積」です。

タンパク質の糖化

まず、タンパク質の糖化ですが、これはタンパク質にブドウ糖が結合することです。糖化したタンパク質は、細胞の中に本来あるタンパク質とはまったく違う性質のものに変わってしまい、その結果、細胞の働きが損なわれて、細胞がうまく機能しなくなってしまいます。さらに、糖化したタンパク質は、お互いにくっつきあってしまうので、組織の機能はもっと悪くなってしまいます。

年をとると、誰でもタンパク質の糖化は起こるものですが、高血糖・糖尿病の人は、血液や組織液の中にブドウ糖が多いので、糖化が著しく、さまざまな合併症が起こってしまうのです。

ソルビトールの蓄積

ソルビトールというのは、いわば糖尿病の副産物です。体内に摂取されたブドウ糖は、細胞の中で通常は解糖系で代謝されますが、ごく一部がこのソルビトールという物質に変化して、さらに果糖に変化して、利用されます。ところが、糖尿病になって高血糖の状態が続くと、細胞内に大量のブドウ糖が流入し、解糖系だけでは処理し切れなくなり、普段はほとんど働かないアルドース還元酵素という酵素が突然働き出し、ソルビトールが大量につくられることになります。すると、ソルビトールをさらに果糖に変える酵素の働きがそれに追いつかず、細胞の中にソルビトールが溜まっていってしまいます。この変化が、神経や血管などに障害を起こし、合併症の発症につながるとも考えられています。

さらに、血管が傷害される原因として、「酸化ストレス」が挙げられます。酸化ストレスとは、体の中での「酸化反応」と「抗酸化反応」のバランスが崩れ、酸化反応が優位に起こっている状態をいいます。糖尿病では、高血糖状態になりますが、その高血糖自体が酸化ストレスを増加させるのです。また、高血糖によって生じる活性酸素も、酸化ストレスを増やします。

三大合併症

血管障害による糖尿病合併症には、毛細血管などの細い血管を中心に起こる「細小血管障害」と、太い血管に起こる「大血管障害」があり、糖尿病の三大合併症といわれる「糖尿病網膜症」「糖尿病腎症」「糖尿病神経障害」は、いずれも細小血管障害が原因です。

では、それぞれの疾患について、少し説明をしておきましょう。

■糖尿病網膜症

網膜は、カメラにたとえるとフィルムの部分になり、眼底と呼ばれる眼の奥一面に広がっている薄い膜状の組織です。糖尿病網膜症は、高血糖によって、この網膜内の毛細血管に障害が起こり、視力の低下や、最悪の場合には失明を招く病気です。

病気は、次のような段階を経て、進行していきます。

●単純網膜症……網膜の毛細血管が膨らんで、小さな出血が起こったり、白い斑紋（白斑）が出てきたりします。この段階では、自覚症状はありません。

●増殖前網膜症……白斑が増え、大きな出血も見られるようになり、病変の場所によって視力が低下したり、見え方に異常を感じたりするようになります。しかし、人によっては、この段階でも自覚症状がない場合があります。治療としては、レーザー光線で網膜を部分的に焼くなどが行われます。

●増殖網膜症……さらに進行した段階です。大出血を起こしたり、網膜が剥離することもあり、正しく治療されないと高度の視力障害や失明に至る場合があります。

糖尿病の人が網膜症の発症や進行を予防するには、自覚症状がなくても、眼底検査などを定期的に受けると同時に、やはり血糖コントロールをきちんと行うことが大切です。

■糖尿病腎症

腎臓は、血液をろ過して、体に不要な老廃物を尿として排出し、必要なものを血液中に再吸収します。この働きができなくなると、尿毒症になり、尿毒症が重くなると、人工透析が必要となります。

糖尿病腎症では、まず、ろ過の役割をしている糸球体が損なわれて、腎臓の機能が障害されます。するとアルブミンというタンパク質が尿に微量、出るようになります。ですから、早期の糖尿病腎症は、尿中微量アルブミン検査という検査で、発見することができます。

さらに病気が進行すると、試験紙でもタンパクが検出される、顕性タンパク尿という時期になります。この頃になると、腎臓の機能は次第に低下し、血液中に老廃物が徐々に増えてきて、血圧が上昇し、全身がむくんできます。

さらに悪化すると、腎臓が機能しない腎不全になり、尿毒症の危険が出てきます。したがって、機械で血液をろ過する人工透析が必要になってくるというわけです。

透析技術が発達し、今日では透析を受けながら社会で活躍している人は多数いますが、しかし、人工透析にはどうしても大きな不便や制約が伴います。やはり、大事なのは、早期発見、早期治療で、透析が必要になるまでに悪化させないことです。

■糖尿病神経障害

糖尿病の三大合併症の中でも、早い時期から現れるのが、糖尿病神経障害です。高血糖が生み出すさまざまな物質によって、神経信号がブロックされたり、高血糖によって末梢神経の血流が悪くなったりして起こります。

初期には、主に足の指や裏に、「ピリピリ」「ジンジン」といった痛みやしびれが生じ、こむら返りなどの筋肉の引きつれを感じたりすることもあります。進行すると感覚が鈍くなったり、何も感じなくなり、怪我にも気づきにくくなります。

知覚神経だけでなく、運動神経や自律神経にも影響が出てくることがあり、脳の運動神経の障害による顔面神経麻痺や外眼筋麻痺、自律神経の障害では起立性低血圧、立ちくらみ、動悸、発汗異常、排尿異常、便通異常、勃起障害などの症状が現れることもあります。

なお、傷を負っても神経麻痺のため気づかないうちに、そこから細菌が入り込み、組織の微小循環の不全ともあわさって細胞が壊死してしまうのが壊疽《えそ》です。気づいたときは手遅れになっていることもあり、そうなると切断を余儀なくされる可能性もあります。

動脈硬化とは

このように糖尿病の三大合併症は、放置しておくと非常に怖い病気です。しかし、今日、それ以上に問題視されているのが、大血管障害のリスクです。すなわち、糖尿病の患者さんは、動脈硬化性疾患にかかりやすい傾向にあり、それが脳の血管なら脳梗塞などの脳血管障害、冠動脈なら心筋梗塞、足の血管なら閉塞性動脈硬化症を引き起こします。

では、動脈硬化とは、どのような状態なのでしょうか。簡単にいうと、**血管の内壁の傷にコレステロールなどが溜まり、血管内の空間が狭くなったり（狭窄）、もろく破れやすくなった状態**です。

動脈硬化が起きる部分は、血管の内側にある「内膜」と、内膜の表面を覆う「内皮細胞」です。

糖尿病によって高血糖状態が続くと、糖とタンパク質が結合して糖化を引き起こし、その結果、血管を傷害すること、また、酸化ストレスの増加でも血管が傷害されることは前述しました。実は、この血管の傷害は動脈硬化につながり、さらにその進行を加速させるのです。

血管が傷害されると、その**修復のために**炎症反応が起こります。

炎症反応というのは、体が外から危険な異物を察知したときに起こす、いわば排除反応です。体は、炎症を起こすことによって、たとえば細菌やウイルスなど、害を及ぼす異物を取り除いたり、組織の修復を行ったりするわけで、その際、発熱や痛み、発赤、腫れなどが伴い、これらが見られる場合は炎症が起こっていると考えられます。

つまり、炎症反応は、細胞が修復するために必要な反応であり、それは当然、血管内でも生じます。

炎症反応では、まず、損傷した細胞を除去するために、白血球が損傷した部位に集まります。白血球は、そこでコレステロールや脂肪を溜め込む性質があるのです。この脂肪性物質を溜め込んだ白血球のことを「泡沫細胞」といい、これが血管内皮に蓄積することで、血管の内壁（血管内皮）が厚くなります。動脈硬化は、こうして血管内皮が肥厚し、血管内の空間が狭くなることで、起こるのです。

また、高血糖状態は、活性酸素を大量に発生させます。さらに、その生じた活性酸素によって、炎症が悪化します。そのため、通常以上の泡沫細胞が沈着し、さらに動脈硬化を進行させてしまうのです。

動脈の内膜にコレステロールや脂肪が、お粥のようなやわらかい沈着物となって溜まっていくと、内膜はどんどん厚くなります。このようにしてできた血管のコブをプラーク（粥腫）といい、それによって血管内が狭くなったり、血管の弾力性が低下するなどの症状を引き起こします。また、プラークが破れると、そこに血のかたまり（血栓）ができ、血管内の空間を塞ぐこともあります。

がんや認知症のリスクも高める

糖尿病は、細小血管障害、大血管障害といった合併症のほかに、がんや認知症のリスクも高めることが知られています。

まず、がんについて述べますと、日本糖尿病学会と日本癌学会の合同委員会は、二〇一三年の日本糖尿病学会年次学術集会において、日本人の三三万人のデータを解析した結果から、「糖尿病患者は糖尿病でない人と比較して、がんの発症リスクが一・一九倍に上昇する。特に膵臓がんは一・八五倍、肝臓がんは一・九七倍、大腸がんは一・四〇倍とリスクが高い」と報告しています。

なぜ、糖尿病患者さんががんになりやすいのかという詳しいメカニズムは、今のところ解明されていませんが、肥満などでインスリン抵抗性が起きると、それを補うために高インスリン血症やインスリン様成長因子（ＩＧＦ）が増加して、これが肝臓や膵臓などの腫瘍細胞の増加を刺激して、がん化に関与するのではないかと推察されています。

実際、加齢、肥満、運動不足、高脂肪食（不適切な食事）、過剰飲酒、喫煙は、糖尿病とがんに共通のリスクファクターですから、そうした生活習慣があることも、**糖尿病の人にがんが多い要因の一つ**と考えられます。このことは、逆にいえば、健康的な生活習慣を送ることは糖尿病やがんの予防に役立つということです。

また、糖尿病とがんが合併していると、それぞれの治療にも支障をきたすことになります。たとえば、糖尿病で血糖値が高いままだと、すぐに手術を受けられない場合があります。抗がん剤治療で、食欲が低下して食事を満足に摂ることができなくなったところに糖尿病の薬を飲んでしまうと、薬が効きすぎてインスリン過剰状態となって、さらに低血糖を招き、時には命にかかわることもあります。また、抗がん剤治療では、ステロイドを投与することがありますが、このステロイドによって、高血糖状態になってしまうこともあります。

がんは死亡率第一位の病気ですが、糖尿病がその後押しをしているということも、忘れてはならない事実です。

認知症との関係

今、日本では、認知症の急増が大きな問題となっています。厚生労働省の発表によれば、二〇一二年時点で、六五歳以上の認知症患者は推計四六二万人、認知症予備軍といわれる軽度認知障害（ＭＣＩ）を含めると八〇〇万人を超えていて、これは六五歳以上の四人に一人が認知症またはその予備軍という計算になります。

認知症には、原因となる病気によって、いろいろな種類がありますが、日本ではアルツハイマー型認知症、レビー小体型認知症、血管性認知症が三大認知症といわれており、中でも最も多いのがアルツハイマー型認知症です。

かねてより、糖尿病は血管性認知症のリスクファクターとみなされてきました。つまり、血管性認知症は、脳梗塞などの脳血管障害を起こした後に、後遺症として発症する認知症ですから、その発端に糖尿病がある場合があるということです。

しかし、多くの疫学研究や基礎研究などにより、**糖尿病はアルツハイマー病の発症や進展にも深い関係があることがわかってきました。**

たとえば、アルツハイマー病は、脳内で「アミロイドβ」という神経細胞毒性の強いタンパク質がつくられることと、「タウ」というタンパク質が変質して蓄積されることが原因といわれていますが、九州大学で行われた研究で、糖尿病と関係する高インスリン血症状態が続くと、アミロイドβが蓄積することがわかりました。

また、インスリンの作用が低下している状態では、脳内のエネルギー代謝が悪化し、神経細胞が死滅して認知症が進行する可能性があるとも考えられています。

ちなみに、九州大学が行っている久山町研究では、糖尿病に罹患していると、罹患していない場合と比較して、アルツハイマー病の発症は二・一八倍、血管性認知症は二・七七倍起こりやすいことが報告されています。

その他の合併症

糖尿病の合併症としては、他にも糖尿病足病変や歯周病、非アルコール性脂肪肝炎（NASH）などが挙げられます。

●糖尿病足病変……前述した神経障害や、動脈硬化により血流が悪くなったことが原因で、足に潰瘍や壊疽が起こる病気です。また、糖尿病になると、細菌などに対する抵抗力（免疫力）が低下するため、白癬菌症（水虫）に感染しやすくなります。

●歯周病……免疫力低下に関係しています。細菌感染を原因とする歯周病もまた、免疫力が低下することでかかりやすくなり、糖尿病の人は健康な人に比べて、そのリスクが高まるといわれています。さらに、高血糖状態で歯茎の血管が傷んでしまうことで、歯周病が進行しやすくなります。

●NASH……肥満や糖尿病によってインスリンの働きが悪くなることを基盤に脂肪肝となり、その後、酸化ストレスや炎症性のサイトカイン（生理活性物質）、鉄など、さまざまな要因が複雑に絡みあって起こります。肝臓では、脂肪酸から中性脂肪をつくり、肝細胞の中に溜め、エネルギーのもととして必要な分だけを放出しています。しかし、使うエネルギーよりもつくられた脂肪のほうが多いと、肝細胞にどんどん溜まっていきます。こうして全肝細胞の三〇％以上が脂肪化している状態が脂肪肝で、脂肪肝が進み、肝臓に炎症が起こり、肝細胞が急激に破壊されて機能しなかったり、脂肪化が進んだ状態を脂肪性肝炎といいます。脂肪性肝炎は、肝硬変、そして肝がんへと進む可能性がありますから、やはり早めの対策が必要です。

急性合併症

以上は、糖尿病の慢性合併症でしたが、ここで糖尿病ケトアシドーシス、高浸透圧高血糖症候群、感染症といった急性合併症についても、少し触れておきたいと思います。

糖尿病ケトアシドーシスは、極端にインスリンが不足したり、血糖値を上げるホルモン（インスリン拮抗ホルモン）が増えると、インスリンの作用が弱まって、急に発症します。

その仕組みは、こうです。

インスリンが不足すると、血液中のブドウ糖を利用できなくなり、高血糖状態になります。すると、体はその代わりに脂肪を分解して、エネルギーをつくります。このときに副産物としてつくり出される、ケトン体という物質が急に増えます（高ケトン血症）。これによって血液が大きく酸性に傾き（ケトアシドーシス）、体に異常が発生するというものです。

以前は、ほとんどの場合、１型糖尿病で起こり、２型糖尿病では稀でしたが、最近では、糖分が多く含まれる清涼飲料水を水代わりに多飲し続ける２型糖尿病の患者さんにも見られるようになり、「ペットボトル症候群（清涼飲料水ケトアシドーシス）」と呼ばれています。

重症の場合、意識障害や昏睡状態に陥り、適切な処置が遅れると死に至ることもありますから、ただちに糖尿病専門医がいる病院への搬送が必要です。

次に高浸透圧高血糖症候群ですが、これは高血糖と脱水が原因の高浸透圧血症によって起こる循環不全で、感染症、脳血管障害、手術、高カロリー輸液、利尿薬やステロイド薬の投与などにより、インスリンの働きが悪くなったときなどに起こります。脱水を起こしやすい高齢者の２型糖尿病に起こりやすいことが知られています。症状が現れるのが遅く、発症までに数日かかります。糖尿病ケトアシドーシスと同様、ただちに糖尿病専門医がいる病院への搬送が必要です。

さて、糖尿病では、免疫機能の低下や血流障害などにより、感染症にかかりやすくなっているということは前述しましたが、感染症の治療の基本は、原因菌に適した抗菌薬を投与して、一刻も早く原因菌を抑えることです。少しでもおかしいな、と思ったら医療機関を受診して、治療を受けることです。

糖尿病に見られる感染症には、尿路感染症、呼吸器感染症、消化器感染症、軟部組織・皮膚感染症などがありますが、そのほかにもさまざまな感染症にかかるリスクが高いことを知っておきましょう。

サルコペニアって何？

これまで私は、内臓肥満が、糖尿病発症とその病態を悪化させる主要な因子であることを繰り返し述べてきました。そして、その内臓脂肪の蓄積は、エネルギー過剰の生活習慣、すなわち高脂肪食や運動不足が主因だということも述べました。

ところが、ここにきて、「サルコペニア」が大きくクローズアップされるようになってきました。

サルコペニアとは、筋肉の量と筋力の低下を特徴とする症候群で、その名前はギリシャ語のサルコ（筋肉）とペニア（喪失・減少）を組みあわせた「筋肉の喪失・減少」という意味の造語です。

普段、あまり運動をしない人の筋肉量は、加齢とともに減少していき、六五歳以降は加速度的に低下が見られるといわれています。これは筋肉を構成する筋線維数が減ることと、筋線維自体が萎縮してしまうことによるもので、筋肉量が減りすぎると、身体活動能力が低下して、日常生活に支障をきたすようになってしまいます。

サルコペニアおよび筋肉量減少の原因は、加齢をはじめ、運動不足、栄養不良、疾病、薬の影響などがあります。たとえば、年をとると、脳から筋肉へ命令を送る神経細胞が減少する、タンパク質を合成する能力が低下する、テストステロンやインスリン様成長因子（ＩＧＦ）など、筋肉の維持に必要なホルモンが減少します。

しかし、すべての高齢者がサルコペニアになるわけではありません。これらの**低下は、運動することによって防ぐことができます**。

栄養面では、筋肉量を維持するためのカロリーや、筋肉合成に必要なタンパク質の不足が、特に問題です。また、過度のダイエットを行うと、体は糖分の不足を補うため、筋肉を分解してブドウ糖をつくり出す糖新生を行いますから、筋肉量が著しく減少します。

病気では、がんなど体の消耗を伴うものや、筋力低下が症状として現れる病気、体を動かすことが困難になる病気や、寝たきりになることを強いられる病気が挙げられ

加齢に伴う各臓器の変化

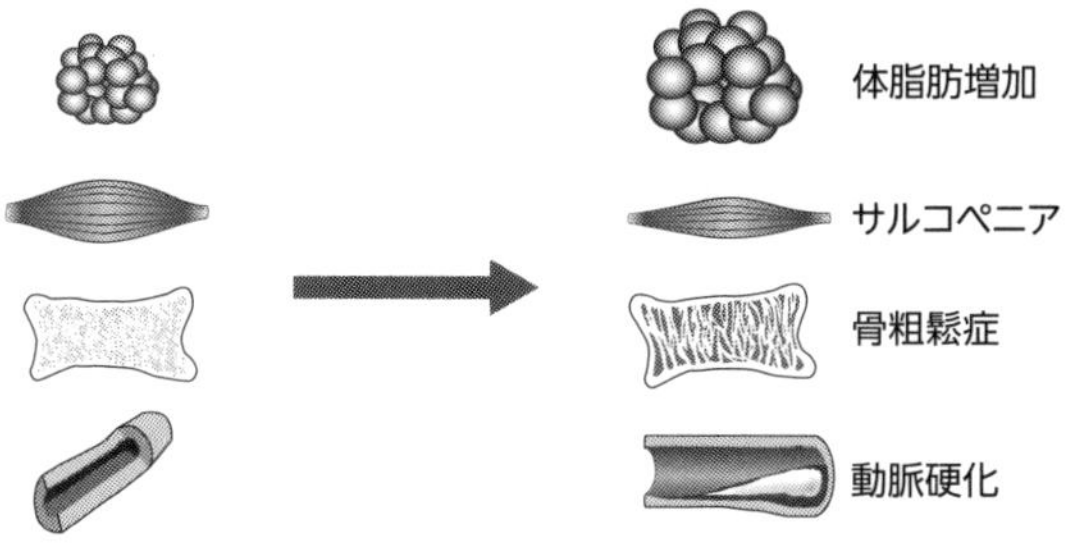

ますが、糖尿病もまた、筋肉量を減少させる病気です。

筋肉量の制御にインスリンがかかわっていることはよく知られていますが、植木浩二郎君は、老化に従って筋肉のインスリンの信号伝達が低下することを見出しました。このインスリンの信号伝達の低下とともにサルコペニアが起こっていました。逆に、糖取り込みの最大臓器である筋肉のサルコペニアが進行すると、インスリン抵抗性がさらに増悪するという悪循環になることがわかったのです。

つまり、**サルコペニアの大きな原因の一つには、インスリンの効きが悪くなるインスリン抵抗性が挙げられる**のです。

痩せるのに、太る？

実は近年、このサルコペニアと肥満が重なって起きる「サルコペニア肥満」が問題となっています。

「痩せるのに、太る？」

一見、矛盾しているように思われるかもしれませんが、この二つの変化は密接に関係しあっています。

筋肉は、エネルギーを多く使うところですが、加齢に伴ってその量が減ってくると、使われずに余ったエネルギーは脂肪に変えられて、体に溜まりやすくなります。そして、特に運動をする習慣がない人は、それが顕著です。

筋肉量が少ないため、それほど太って見えないこともありますが、しかしＭＲＩの断層写真で見ると、サルコペニアの人は筋肉が少なく、脂肪が非常に多いことがわかります。「自分は、体型や体重が若い頃とほとんど変わっていないから大丈夫」と思っている方もいらっしゃると思いますが、安心はできません。ＢＭＩが標準であっても、**筋肉だった部分が脂肪に置き換わっている人は意外に多い**ものです。

年齢が上がるほど、サルコペニア肥満は増加しますが、早い人は四〇歳代で現れ、七〇歳代では通常の肥満より増える傾向にあります。また、サルコペニアは高齢者の一〇％以上で認められていますが、糖尿病の患者さんではその割合は三倍に上昇するという調査報告があり、さらにその一部はサルコペニア肥満です。

サルコペニアはロコモへの入り口

サルコペニア肥満は、メタボリックシンドロームよりもさらに、糖尿病や高血圧、高脂血症などの生活習慣病のリスクを高めます。そのため、日常生活動作（ＡＤＬ）（食事や排泄、整容、移動、入浴など、日常生活を営むうえでの基本的な行動）の低下や、死亡リスクの上昇につながることなどが、懸念されます。

●加齢による筋肉量の低下
↓
●運動不足
↓
●サルコペニアが進行しやすくなる
↓
●ますます動くのが億劫《おっくう》になる
↓

●脂肪が溜まる

↓

●サルコペニア肥満が進行する

これがサルコペニア肥満への道です。

ちなみに、よく耳にする言葉に、ロコモティブシンドローム（ロコモ）がありますが、ロコモとは、加齢によって筋肉、骨、関節などの運動器の部位に支障をきたし、日常生活が困難になり、要介護状態や寝たきりになる現象を指します。

つまり、**ロコモが運動器全般の症状を含むのに対して、サルコペニアはその運動器の中でも、筋肉と筋力に特化した症状を指している**ということです。言い換えれば、サルコペニアはロコモへの入り口、サルコペニアが起きているということは、すでにロコモへの負の連鎖が始まっているといえます。

フレイルって何？

日本は、超高齢社会です。総務省が発表した人口推計（二〇一五年九月一五日現在）によると、六五歳の高齢者は前年に比べて八九万人増の三三八四万人、総人口に占める割合は〇・八ポイント増の二六・七％で、人数、割合ともに過去最高を更新しました。また、七五歳以上は総人口の一二・九％で一六三七万人、八〇歳以上は同七・九％で一〇〇二万人と初めて一〇〇〇万人を超えました。

こうした状況下、糖尿病の患者さんも二人に一人は六五歳以上、かつ服薬治療を受けている人の六割が六五歳以上の高齢者です。

したがって、糖尿病治療においても、「高齢」は避けて通れない問題であり、今述べたサルコペニア肥満やロコモ対策は大きな課題です。

さらに、最近では「フレイル（frailty）」という概念が注目されています。

フレイルとは、「健常な状態と要介護状態（日常生活でサポートが必要な状態）の中間状態の高齢者の虚弱」、すなわち、**加齢により心身の活力が低下しているが、まだ介護を要するほどではないという状態**。しかし、予備的な体力や意欲が少ないため、わずかなストレスで容易に介護が必要になってしまう状態です。さらに、認知機能障害やうつなどの精神・心理的問題、独居や経済的困窮などの社会的問題を含む概念のことです。

ちなみに、フレイルの診断基準は、

①低栄養（一年間に体重四・五kg以上の減少）
②疲労感
③日常生活動作（ＡＤＬ）の低下
④身体能力（歩行速度）の低下
⑤筋力（握力）の低下

この五項目のうち、三項目以上があてはまると「フレイル」、一～二項目の場合は「プレ・フレイル」と診断されます。

日本では、フレイルはこれまで虚弱、衰弱、脆弱というような意味で使われていて、加齢に伴い不可逆的に老い衰える状態といった印象を与えてきましたが、近年では適切な介入・支援により、生活機能の回復や維持・向上という可逆的な可能性が認められています。

加齢に伴う変化は、誰でも大なり小なりあります。ただ**「サクセスフル・エイジン**

グ（幸福な老い）」になるかどうかは、いかにその変化の進行を遅くするか、いかに危険な加齢の徴候を回避するか、ということにかかっています。そして、もし危険な徴候に気づいたら、それをフレイルだと認識して、早めに手を打つことです。

メタボ＋フレイル

厚生労働省は、二〇一六年度から高齢者のフレイルに対する総合対策を実施する方針をかためました。

これまで、国はメタボ対策で一定の成果を上げてきました。まだまだ不十分なところはありますが、女性に限っていえば、肥満は減少していますし、糖尿病予備軍も二〇〇七年が一三二〇万人だったのに対し、二〇一二年には一一〇〇万人と、やはり減少しています。世界的に見ても、糖尿病予備軍の増加をこれだけ抑えられているのは類のないことです。

しかし、一方で高齢者の「低栄養」が浮上してきました。**低栄養は危険な加齢の徴候の一つでもあります。**そこで、厚労省もフレイル対策を政策に取り入れ、**高齢者ではメタボ対策からフレイル対応へ**円滑に移行していくこととし、「高齢者の低栄養防止・重症化予防等の推進」の強化を図っています。

とはいっても、その状態は人によりさまざまです。サルコペニア肥満のように、メタボがあってフレイルのある人もいますし、メタボはないがフレイルだという人、フレイルではないがメタボだという人もいます。

ＢＭＩと死亡率の関係を見ると、六五歳未満の場合、ＢＭＩ二二が死亡率はいちばん低く、肥満になるにしたがって死亡率も高くなっていくのですが、高齢者（六五歳以上）の場合は、むしろ小太りぐらいのほうが、死亡率が低いのです。

それは、なぜだと思いますか？

もう、おわかりですね。小太りということは、「フレイルの危険性が少ない状態」だからです。

では、一番死亡のリスクが高いのは、どういうタイプかというと、それは「メタボ＋フレイル」です。

「メタボ＋フレイル」の状態は、糖尿病の発症リスクを増大させ、さまざまな糖尿病の合併症のリスクをも上げ、最終的には「健康寿命」を短縮してしまいます。これでは到底、サクセスフル・エイジングは望めません。

健康寿命ということを意識しよう

ここで、「健康寿命」について、少しだけ述べたいと思います。

健康寿命というのは、「健康上の問題で、日常生活が制限されることなく、生活できる期間」＝「日常的に介護を必要としないで、自立した生活ができる期間」のことです。ですから、平均寿命と健康寿命の差は、日常生活に制限のある「健康でない期間」ということになります。

そこで、日本人の健康寿命と平均寿命の間には、どのくらいの差があるのか見てみると、二〇一三年のデータでは、男性の健康寿命は七一・一九歳、平均寿命は八〇・二一歳、女性は健康寿命七四・二一歳、平均寿命八六・六一歳で、男性九・〇二年、女性一二・四年の差がありました（厚生労働省発表）。つまり、**健康寿命の後九～一二年もの間、さまざまな病気や老年症候群に悩まされる**ということです。

やはり**理想は「健康寿命で人生を全うする」**ことだと思います。

自立できなくなる原因と糖尿病との深い関係

それでは、自立できなくなる原因とは何か？　というと、大きく割合を占めているのは、

①脳血管疾患（脳卒中）
②認知症
③高齢による衰弱
④骨折・転倒

です（「平成二五年国民生活基礎調査の概況」）。

これを見て、何か気づきませんか？

そうなのです。前述したように、脳血管障害、認知症は、いずれも糖尿病と深い関係があります。

そして実は、**骨折・転倒も、糖尿病と非常に深い関係があるのです。**

なぜ骨折しやすいのか

高齢者の骨折の原因の大半は骨粗《こつそ》鬆症《しょうしょう》といわれています。骨の中のカルシウムが

減ってすかすかになる骨粗鬆症は、年をとると避けられないものですが、糖尿病ではさらにそれが促進され、骨折のリスクが高くなります。

というのも、インスリンはブドウ糖の利用にかかわるだけでなく、骨芽細胞という骨をつくる細胞を増やす作用もあります。そのため、インスリンが十分作用しなくなったり、分泌量が低下したりして起こる**糖尿病では、骨をつくる働きが弱くなって、骨量が低下してしまう**のです。

カルシウムは骨の主成分ですが、食事から摂ったカルシウムを腸管から吸収するには、ビタミンDが必要です。そして、そのビタミンDは、腎臓でインスリンの働きによってもつくられています。そのため、インスリンの作用低下や分泌量の不足があると、カルシウムを摂取しても、吸収されにくくなってしまうのです。さらに、高血糖の状態が続くと、尿の量が増えてカルシウムの排泄量も増えてしまい、カルシウム不足の傾向になります。すると、体は、骨を溶かして、血液中にカルシウムを補給することになり、ますます骨量が減少することになるのです。

一方、**糖尿病は、骨に含まれるコラーゲンの劣化を引き起こします**。そのため、骨のしなやかさや強さが失われてしまいます。

糖尿病の患者さんが骨折しやすいというのは、こうした理由からなのです。

また、転倒のリスクが高まる理由としては、糖尿病網膜症による視力低下や、神経障害が進行して下肢の感覚が鈍るためではないかと考えられます。

このようにさまざまな病気を併発しやすい糖尿病は、放置したり正しく治療されないと、健康寿命を短縮させることになってしまいます。

しかし、糖尿病の人でも、血糖コントロール次第で、健康な人と変わらず、元気に寿命を全うすることはできます。ここからは、そんな糖尿病との、予防を含めたつきあい方を中心に述べます。

三つの型

前述しましたが、一般的な健康診断では、一二時間以上食事をしない状態での空腹時血糖値の測定を行い、その数値が高い場合、さらに、一定の条件下でブドウ糖を飲んで二時間後の血糖値を測定するブドウ糖負荷試験を行ったうえで、糖尿病の可能性について判断されます。

そして、それによって「糖尿病型」「正常型」「境界型」の三つの型に分類されます。

●糖尿病型……空腹時血糖値が一二六mg/dL以上、またはブドウ糖負荷試験血糖値が二〇〇mg/dL以上の場合で、さらに後日の検査で、同様の結果が見られると、糖尿病と診断されます。

●正常型……空腹時血糖値が一一〇mg/dL未満で、かつブドウ糖負荷試験血糖値が一四〇mg/dL未満の場合です。

●境界型……空腹時血糖値が一一〇〜一二六mg/dL未満、ブドウ糖負荷試験血糖値が一四〇〜二〇〇mg/dL未満。つまり糖尿病型と正常型の間の血糖値で、今は糖尿病とはいえないが、今後、糖尿病になる可能性が高い状態です。

境界型とはつまり、「**そろそろ血糖値に注意しましょう**」という状態ですが、その中には食後高血糖の人が少なくありません。ですから**境界型と診断されたら、食後高血糖の可能性についても調べることが大切**です。

また、境界型は、動脈硬化症になる可能性が高いことが、指摘されています。動脈硬化のリスクは、正常型→境界型→糖尿病型と、血糖値が高くなるにつれて、少しずつ連続的に高くなり、それによって狭心症や心筋梗塞、脳血管障害などのリスクも高まります。

一方、前述したとおり、血糖状態を知るうえで非常に重要な数値にHbA1cというものがあります。繰り返しますが、ヘモグロビンというのは、血液の赤血球に含まれているタンパク質の一種で、酸素と結合して酸素を全身に送る役目を果たしているのですが、これは血液中のブドウ糖と結合するという性質をもっています。HbA1cは、そのブドウ糖と結合したもので、高血糖状態が長く続くほど形成されやすくなりますから、糖尿病の患者さんでは、顕著な増加がみられます。

血糖値は、あくまでも血液検査をした時点での血糖状態ですが、このHbA1cは、過去一〜二カ月の血糖の平均的な状態がわかるという利点があります。正常な人であれば、HbA1c値は五・六％未満で、それ以上の数値ですと、高血糖状態が続いていたということになります。また、六・五％を超えた状態が長く続くと、合併症のリスクが高まります。

予防すること

「最近、太ってきて、健康状態が心配」

「健康診断で、血糖値が高めといわれた」

「糖尿病と診断された」

　この本をお読みになっている皆さんは、大小の差はあれ、糖尿病に対する不安を抱えている方だと思います。しかし、ここで、私がいいたいのは、**「糖尿病は予防できる」**ということです。

　近年、「予防医療」ということがいわれるようになりましたが、予防医療には、健康な人が将来、病気にならないように、たとえば、食事に気をつけたり、ウォーキングを始めたりするなど、健康を維持・増進する行動、さらには病気の重症化予防や再発予防など、病状の悪化の予防も含まれます。

　予防医療には、一次予防、二次予防、三次予防の三段階がありますが、厚生労働省が進める国民の健康づくりの指針となる二〇一三～二二年度の「健康日本21（第二次）」では、糖尿病対策に関する指標として、これら三段階の予防が設定されました。
●一次予防……病気を未然に防ぐこと、すなわち「糖尿病の発症そのものを防ぐ」ことです。最も理想的なのは、この段階でストップをかけることです。

●二次予防……病気の芽を小さなうちに見つけて摘みとること、つまり「早期発見」です。その最も有効な対策は、定期的に検診を受けることです。自覚症状がほとんどない糖尿病の場合、気づいたときには、すでにかなり進んでいる、という可能性が大です。しかし、逆にいえば、早いうちに発見して、生活習慣の改善や適切な治療を受けるなら、それほど怖い病気ではないことも事実です。

●三次予防……糖尿病が発症してからの治療のことで、さらなる悪化を防ぎ、合併症を予防することです。

これまで述べてきましたように、**糖尿病の怖さは、何より合併症の怖さにある**といえます。そして、その合併症は、多くの場合、未治療であったり、治療を中断することによって起こります。したがって、治療を継続し、良好な血糖コントロール状態を維持できれば、予防することができます。

ともすれば、医師は、「なぜ、こんなになるまで糖尿病を放っておいたのですか」、「もっと早く来てくれたら、よかったのに」といいがちですが、私は、そのような言葉は禁句だと思っています。それより、「今の段階から、きちんと治療すれば、進行をストップさせることができるし、大きく改善することもできる」ということをいいたいと思います。このことは、どんな病態の患者さんに対しても同じです。

理想は一次予防です。しかし、それぞれの段階で適切な対処を怠らなければ、改善の余地はどこにでもあるということです。ですから、治療を途中で投げ出さず、続けることがいちばん大事なのです。

食事と運動――糖尿病と健康寿命

糖尿病の予防と治療は、ある段階で重なりあい、連続しています。つまり、糖尿病の治療は予防の延長線上にあって、常に、治療の中には予防という側面が、予防の中には治療という側面が含まれています。

糖尿病の予防および治療は、生活習慣の見直し・改善から始まります。そして、その基本中の基本が、「食事」と「運動」です。

病気の進行を防ぎ、改善を図るためには、まず血糖値を下げること。そして、動脈硬化のリスクファクターである、血圧や脂質（コレステロールや中性脂肪の値）、体重をあわせてコントロールすることですが、そのためには食事療法と運動療法がいちばん効果的なのです。

もともとインスリンを分泌する量が、欧米人に比べて少ない私たち日本人が、欧米化した食生活をして、かつ食事を多く摂りすぎれば、血糖値は上がりっぱなしになります。

食事療法の基本的な考え方は、カロリー（エネルギー）を摂りすぎないこと。栄養的にバランスのとれた食品を、一日のエネルギー消費量に見あった量だけ食べることで、肥満を防ぐことです。また、すでに太っている人は、総エネルギーの摂取量を少なめにして、標準体重に近づけることが大切です。

運動療法は、食事療法と併用することが前提です。運動で体を動かすと、筋肉の中でブドウ糖や遊離脂肪酸（中性脂肪が分解されてできたもの）の消費が促進され、食後の血糖値の上昇が抑えられます。

また、食事療法と一緒に、適度な運動を長期にわたって続けていけば、体重が減少し、インスリンの働きなども改善されていきます。さらに、この運動による体重の減少は、体脂肪だけが減り、筋肉は衰えないという利点があります。

運動療法には、全身を使って行うウォーキングなどの有酸素運動と、筋肉を鍛えるスクワットなどのレジスタンス運動（筋力トレーニング）があり、この二種類を組みあわせて行っていくのが効果的です。

運動をしないで、食事のコントロールだけを行った場合は、体重は減っても、筋肉量が著しく減ってしまうので、サルコペニアへ向かってしまいます。基礎代謝の低下を招き、サルコペニア肥満のリスクも増します。

このことからも、食事のコントロールと運動は、並行して行うことが大事です。

そして、ここで注目されるのが、こうした糖尿病のための食事・運動は、骨密度や筋力の増加を促し、フレイル予防、寝たきり予防、認知症予防などにも有効だということです。ということは、**糖尿病に良い食事・運動は、健康長寿のための食事・運動**ということもできるのです。

内臓脂肪は普通預金

結局、何が重要かというと、**肥大化した内臓脂肪を減らすこと**。これに尽きるといっても過言ではありません。

前述しましたように、内臓の大型脂肪細胞を減らすと、小さな脂肪細胞になって、アディポネクチンがたくさん出るようになり、インスリンの働きを邪魔するホルモンが出なくなります。すると血糖コントロールがうまくいくようになり、さまざまな疾患の元凶となる糖尿病のリスクを低くすることができるというわけです。

そこで、覚えておいていただきたいのは、**内臓脂肪は普通預金、皮下脂肪は定期預金**だということです。

どういう意味かといいますと、定期預金は、あまり出したり入れたりしませんから、ずっとそのままですが、普通預金はそのときによって残高がずいぶん違ったりしますね。つまり、ちょっと不健康な生活をすると、たちまち増えるのが普通預金の内臓脂肪なのですが、運動をしたり、食事に気を配ったりして、健康的な生活をすると、最初にどんどん燃焼してなくなるのもまた、内臓脂肪だということです。実際の貯金は貯まるに越したことはありませんが、内臓脂肪は限りなく「残高0《ゼロ》」が理想的ですよね。

さて、今から一〇年ぐらい前に、日本肥満学会が提唱したものに、「サンサン運動」があります。これは肥満やメタボリックシンドロームの対策として、食生活の改善と運動の増加を図り、まずは体重三kg・腹囲（へそまわり）三cm減という目標を決め、できることから始めましょうという趣旨で提案されたものです。

おおむね内臓脂肪一kgは腹囲一cmに相当しますから、最初に燃える内臓脂肪が三kg減ると、腹囲も三cm減る計算です。これはメタボリックシンドロームに対して一定の効果が現れるという最低基準です。

最近、特定健康診査・特定保健指導の日本中の膨大なデータから、まず三％の体重減少は空腹時血糖値、HbA1c、血圧、中性脂肪を低下させることが明らかとなりました。

本当に三（～五）％でいいんです。ですから、最初からできないような大きな目標を立てるのではなく、**できることから**始めればいい。そのくらいの**余裕のある気持ち**で、減量に臨んでほしいと思います。

食べすぎない

肥満との相関関係が非常に強い糖尿病の食事では、全体のカロリー制限がいちばん大事ですから、まず「食べすぎない」ことです。しかし、実際のところ、現段階では、「寿命延長効果をもたらす人間に適したカロリー制限方法（栄養素の量・質）」は、明らかになっていません。ただ、私たちの研究では、肥満マウスに三〇％のカロリー制限をすると、それが高脂肪食でも寿命延命効果が確認できました。つまり、**食事の量を減らすだけでも、健康に近づく**ということです。

そういえば、たしかに昔から、「腹八分に医者いらず」といわれるように、食事の量を腹八分目までに抑えることは、健康にいいとされ、奨励されてきました。そして、近年は、カロリー制限と健康長寿の関係でカギとなる、サーチュイン遺伝子（長寿遺伝子）が注目されています。

このサーチュイン遺伝子は、誰でももっていますが、普段はスイッチがオフになっていて、働きません。しかし、**カロリー制限をすることでスイッチがオンになり、活性化して細胞の老化を遅らせる**とされています。つまり、腹八分目の生活を続けると、サーチュイン遺伝子が常に働いて、アンチエイジング、寿命延長の効果が期待できるというわけです。

ただし、前述しましたが、無理なカロリー制限は、脂肪が落ちるだけでなく、筋肉量も低下させてしまいますから、要注意です。

インスリンが効率よく使われるように食べる

さて、糖尿病の予防や改善には、食べすぎないことはもちろんですが、「インスリンが効率よく使われるように食べる」ことがポイントです。すなわち、インスリンの働きに見あった食事を摂るようにすれば、ブドウ糖を十分に利用することができ、高血糖の防止につながり、ひいては膵臓に余分な負担をかけないようになるというわけです。

そのために重要となるのが、食べ方と食べる量・質です。

まず、**一日三食をきちんと摂ることが大事**です。朝食や昼食を抜いたり、まとめ食いをするのは禁物です。一度にたくさんのインスリンが必要になるため、膵臓に負担がかかります。また、間食をすると、血糖値の高い状態が続きますから、やはり膵臓に負担がかかります。さらに、その状態で次の食事をすると、食後高血糖の原因にもなります。

ゆっくりと時間をかけて、よく噛んで食べることも大事です。

満腹だと感じるいちばんの刺激は血糖です。満腹感は、血液中の糖分が増えたことを脳が感知して起きますが、食事によって血糖値が上昇し、脳の視床下部にある満腹中枢がそれを感知するまでには、おおよそ二〇分かかるとされています。ですから、早食いをすると、血液中の糖分が増えるより先に、胃に食べ物が送り込まれてしまいますから、**満腹を感じる前にどうしても食べすぎてしまい、肥満につながってしまう**というわけです。

また、時間をかけてよく噛むことで、脳は活性化されます。するとセロトニンやヒスタミンという物質が分泌され、これらが満腹中枢を刺激して、満腹感を生み出すことになるのです。

食べる順番も大事です。以前、「食べる順番ダイエット」がブームになりましたが、糖尿病では食事によって血糖値が急激に上がることを避けなければなりませんから、これも意識しておきたいものです。

まず、野菜や海藻類、きのこなど、食物繊維の多い、血糖値の上がりにくい食品から先に食べて、空腹感をある程度解消するとよいでしょう。次に、肉や魚、大豆食品などのタンパク質を、パンやご飯など血糖値を上げやすい炭水化物は、一番最後に摂るのがいいとされています。

何を食べればいいのか

では、何を食べればいいのでしょうか。実は、糖尿病には、とりたてて「食べてはダメ」というものはありません。要は、「栄養バランスのよい食事」であることが大切で、糖質、タンパク質、脂質の三大栄養素を偏りなく摂ること、そしてビタミンやミネラル、食物繊維などの不足に注意することがポイントです。

三大栄養素のエネルギーの摂取比率は、一般に炭水化物五〇～六〇％（一五〇g／日以上）、タンパク質は二〇％以下、残りを脂質とすることを推奨しています。ただし、腎症が進みかけている人は、タンパク質を摂りすぎるとその進行が早まるため、この値よりさらに制限が必要になることもあります。

また、最近は、ご飯やパンなどの主食を避けて、副食（おかず）を摂りすぎる人が多く見られますが、糖尿病食においては、主食（炭水化物）も適量摂るようにします。

カロリー制限をするなら、炭水化物を抜けばいいのではないか、と考える方もいらっしゃると思います。たしかに最近では、肥満の原因は脂肪だけでなく炭水化物の摂りすぎにもあるとの認識が強まっています。炭水化物摂取を制限すると、確かに体重は低下します。ブドウ糖の代わりに脂肪が分解した脂肪酸を体が利用するようになるので、脂肪が減少するのです。ただし、**極端な「糖質制限」は筋肉が分解され、サルコペニアのリスクが上昇します。**

タンパク質と病気の関係

さて、ここで少し、タンパク質に目を向けてみましょう。

タンパク質は、体の主成分であり、細菌やウイルスを排除する免疫グロブリン（抗体）の原料や、体内のあらゆる反応の過程で不可欠な酵素の原料、ヘモグロビンの原料など、重要な働きをしている栄養素です。しかし、最近発表されたアメリカの研究結果で、新しい事実がわかってきました。

それは五〇歳以上の約六三〇〇人を一八年間追跡し、タンパク質の摂取量と死亡率との関係を研究したもので、次のような結果が出ました。

①五〇～六五歳で高タンパク（二〇％以上）を摂取した人は、一八年間で総死亡率が七五％増加し、がんによる死亡者は四倍になった。
②ところが、同じ高タンパク摂取でも、そのタンパク質が植物性の場合には、①のような死亡率の上昇は、ほとんど見られなかった。
③六六歳以上で高タンパクを摂取した人は、①とは逆に、総死亡率やがんによる死亡率は減少した。これは低栄養やフレイルが関与している可能性がある。
④しかし、年齢に関係なく、高タンパク摂取は、糖尿病による死亡（腎死）を五倍に増加させた。
⑤高タンパク摂取は、五〇～六五歳では血中ＩＧＦ－１（インスリン様成長因子１）を増加させたが、六六歳以上では有意な影響を与えなかった。

ＩＧＦ－１は前にも出てきたと思いますが、これは肝臓から分泌される細胞の増殖を促す因子です。

少し補足すると、このＩＧＦ－１は、がんができたときは、がん細胞の増殖に働きます。だから、五〇～六五歳まではタンパク質を摂りすぎると、がんの増殖が早くなり、死亡率が四倍にもなる、ということです。ところが、摂取するタンパク質が植物性だった場合は、死亡率は上昇しなかったのです。

つまり、**六五歳まではタンパク質を摂るのは少なめに、摂るなら植物性タンパク質にする、六六歳以上ではタンパク質を多めに摂ることが、健康長寿につながる**ということです。糖尿病で腎症が起こっている場合は、この限りではありませんが、一般には非常に参考にすべき研究データだと思います。

血糖値が上昇するスピード

タンパク質は動物性より植物性のほうがいい、というのと同様に、糖質（炭水化物）や脂質でも**注意したいのは、その種類**です。

たとえば、糖質の場合、砂糖のように吸収が早く、血糖値が急激に上昇し、かつ急降下する性質のものから、穀類のように食物繊維を多く含んでゆるやかに吸収されるものまで、さまざまですから、糖尿病の予防・改善においては、なるべくゆるやかに吸収されるものを選ぶことが望ましいといえます。つまり、同じ量の炭水化物を摂っても、食後に血糖値を上げる力は食品によって異なりますから、できるだけその力が弱い食品を選ぶことです。

そして、その指標の一つとなるのが、「GI（グリセミック・インデックス）値」です。GI値は、その食品が体の中で糖に変わり、血糖値が上昇するスピードを計ったもので、ブドウ糖を摂取したときの血糖値を一〇〇として、相対的にあらわしています。

たとえば、砂糖がたっぷり入った菓子類や清涼飲料水などは、GI値が非常に高く、高リスクです。また、玄米は白米に比べてGI値が低いので、低GI食です。逆に精白米はGI値が高く、食後の血糖値が上がりやすくなります。後で出てくる「地中海食」で欠かせないパスタは、意外にも低GI食です。

また、**気をつけなければいけないのが、果物の摂りすぎ**です。果物はビタミンCなども多く、皆さん体に良いという認識があるためか、特に女性は好んで食べる傾向にあります。しかし、これは高GI食です。果物に豊富に含まれている果糖は、体内に入ればブドウ糖に変えられ、摂りすぎるとハイスピードで血糖値を上げてしまうことを忘れないでください。また、果糖はそれ自身が代謝されて中性脂肪に非常になりやすいということがわかってきました。同じカロリーだけ食べてもブドウ糖以上に内臓脂肪や異所性脂肪になりやすいので、過剰摂取は禁物。メタボ気味といわれた人は、一日あたり握りこぶし一つ分くらいの果物の量がおすすめです。

良い脂質

脂質は、その種類が特に重要視されています。

私たちが食事から摂っている油脂は、誘導脂質という脂質の一つである「脂肪酸」です。脂肪酸は構造上いくつかに分類されますが、まず、常温で固まりやすい「飽和脂肪酸」と、常温で固まりにくい「不飽和脂肪酸」の二つに大きく分けられます。

飽和脂肪酸は、肉などの動物性脂肪に含まれる脂肪酸で、エネルギー源として大切な脂肪酸ですが、中性脂肪やＬＤＬコレステロール（悪玉コレステロール）を増加させる作用があることが知られています。

一方、不飽和脂肪酸には、一価不飽和脂肪酸と多価不飽和脂肪酸があり、前者はオリーブオイル、ナタネ油、米油などに含まれる脂肪酸、後者はゴマ油、大豆油、紅花油、コーン油などに多く含まれるリノール酸、亜麻仁油、エゴマ油、チアシード油などに含まれるα－リノレン酸、および魚に多く含まれるＤＨＡ（ドコサヘキサエン酸）、ＥＰＡ（エイコサペンタエン酸）といった脂肪酸です。

近年、「地中海食」が糖尿病のリスクを下げるとして注目されていますが、この食事は言葉どおり、地中海地方の風土食のことで、一価不飽和脂肪酸を多く含むオリーブオイルをふんだんに使った食事です。糖尿病食というと、「あれもダメ、これもダメ」というイメージがつきまといますが、この**地中海食なら、食の幅を広げるのにいいヒントになりそうです。**

ちなみに、牛肉や豚肉のような赤い肉は、糖尿病のリスクを高めることが知られていますが、地中海食ではそうした赤身の肉を控えて、魚介や鶏などの肉を摂ります。

ＤＨＡやＥＰＡは、血糖値に直接の影響はありませんが、これらにはＬＤＬコレステロールや中性脂肪を減らし、ＨＤＬコレステロール（善玉コレステロール）を増やして、血栓を防ぐ働きがあります。そのため、高脂血症や動脈硬化などを防ぐとされていますが、さらに、コレステロールの状態を改善することで、インスリン抵抗性が改善され、ブドウ糖が筋肉などに取り込まれやすくなります。つまり、それは、血糖値も下がることにつながります。

ビタミンDと食物繊維

ビタミンDや食物繊維も、糖尿病のリスクを下げるといわれています。

スペインの研究グループは、二〇一五年二月に「ビタミンD不足は、糖尿病のリスクを上げると判明した。さらに、肥満の人がビタミンD不足だと、糖尿病などの代謝異常のリスクを高めるようだ」と報告しています。

また、これより前の二〇一〇年には、厚生労働省の研究班が、「ビタミンDを多く摂取している人では、カルシウム摂取量が多いと、2型糖尿病の発症リスクが低減する可能性がある。発症リスクは最大、男性で三八%、女性で四一%減少する」という研究結果を発表しています。

まだ、これらのメカニズムは完全に解明されてはいませんが、食事に意識的にビタミンDを摂り入れることは、良いことだと思います。

食物繊維は、以前は栄養にならない栄養素とされていましたが、現在では生活習慣病の予防や治療に有効であるとして、第六の栄養素とも呼ばれています。

なぜ食物繊維が糖尿病のリスクを下げるかというと、一つには、いろいろな食べ物の栄養素の吸収を抑えるという効果があり、糖尿病の元凶・肥満を予防すると考えられるからです。

二つ目は、食物繊維が多い食品を食べると、胃から小腸への移動時間を遅らせたり、小腸での消化・吸収をゆるやかにし、食後血糖値の急激な上昇を防げることです。また、食物繊維が多いと、満腹感が得られやすいため、食事の全体量を減らすことができ、減量につながるということもあります。

三つ目は、「インクレチン」という消化管ホルモンの分泌が刺激されることにあります。食べた食物繊維は大腸に行って、そこで腸内細菌（善玉腸内細菌）によって発酵されます。その際、短鎖脂肪酸という脂肪酸がつくられますが、この短鎖脂肪酸がインクレチンの分泌を促すのです。そして、このインクレチンが、インスリンの分泌を促して血糖値を下げ、さらに脳の中枢神経に働きかけて、食欲を抑えるというわけです。

また近年、腸内細菌が、血糖コントロールに関与していることがわかってきました。人間の腸には、一〇〇兆個の腸内細菌が棲んでいるといわれ、その腸内細菌の集まりを**腸内フローラ**と呼んでいます。腸内細菌は大きくは善玉菌と悪玉菌（他に日和見菌）に分けられ、善玉菌が多いと健康を維持することができますが、悪玉菌が増えて腸内フローラのバランスが崩れると、さまざまな疾患の発症につながってしまいます。糖尿病も然《しか》りで、イリノイ大学の調査では、血糖コントロールが不良なグループは、腸内の善玉菌が少なく、悪玉菌が増えていることが確認されています。

食物繊維は、この腸内の善玉菌の「餌」になります。したがって、食物繊維を摂取することは、善玉菌を増やして、腸内フローラのバランスを改善することにつながります。

アルコールが体の中に入ると

さて、食事のコントロールでよく尋ねられるのが、「お酒」についてです。お酒の好きな人にとって、アルコール制限ほどつらいものはありません。かくいう私も、血糖値が高めになっても、これだけはなかなかうまくコントロールできませんでした。

ある研究結果では、「アルコールは糖尿病のリスクとしてはあまり高くない」ことが確認されています。しかし、だからといって、喜ぶのは早すぎます。

つまり、「飲む量」が問題なのです。

適度な飲酒は、糖尿病の発病に抑制的に働く可能性がありますが、多量飲酒は発病のリスクを高め、特に肝臓や膵臓の障害が加わると、コントロールが難しい糖尿病になる恐れがあります。

また、中には、お酒を飲みたいがために、ご飯を減らして飲み続ける、などという人もいますが、アルコールはすぐにエネルギー源になりますから、他の食品の代わりに摂ると栄養のバランスを崩し、高血糖や糖尿病の悪化を招く可能性があります。

しかも、アルコールが体の中に入ると、インスリンの分泌が促進され、空腹感を覚えます。そして、ついつい食べすぎ、飲みすぎ……ということになって、摂取エネルギーが大幅に上回る状態になってしまいます。飲むなら、適量を守り、飲まない日（休肝日）をつくりましょう。

活動的であることが大事

肥満の有無や活動的であるかどうかと将来の糖尿病や認知症のリスクとの関連をみた研究がありますが、いちばんリスクが低い「太っていなくて、活動的な人」をハザード比一としたとき、「太っていて、活動的でない人」は、糖尿病のリスクが一一・七倍、認知症のリスクが三・三一倍。ところが、「太っていても、活動的な人」は、糖尿病のリスクが二・四三倍、認知症に至っては〇・九八倍。つまり、認知症になりやすいわけではないということです。

また、身体活動を行うことで、死亡率、冠動脈疾患、高血圧、脳卒中、2型糖尿病、乳がん、大腸がん、うつ、転倒などのリスクが減少し、一方で心肺機能、フィットネス、健康的な体格や体組成、認知機能などが維持・向上し、健康長寿が増加することがわかっています。

ですから、**肥満の人も、そうでない人も、活動的であることがとても大事**なのです。まず、**意識的に「まめに」動きましょう。**

エネルギーを消費するには、

「横になっているより、座ったほうがいい」

「座っているより、立ったほうがいい」

「立っているより、歩いたほうがいい」

のです。

そして、次なる目標は――、毎日の生活に適度な運動を取り入れましょう、ということです。

運動すること

運動をすると、
●食べすぎなどで余ったブドウ糖を消費することができます。
●ブドウ糖を直接細胞に取り込む効果があるので、膵臓を休ませることになり、インスリンの働きをよくします。
●脂肪細胞が小さくなり、インスリンの働きを妨げる物質が減少します。
●筋肉量が増え、基礎代謝量が上がって、体全体のエネルギー消費量が増えます。

前述しましたが、最も効果的な運動は、酸素を十分に取り入れて行う中程度の運動――ウォーキング、アクアサイズ（水中運動）、スローピング（坂道や階段の上り下り）、軽めのジョギング、エアロバイクなどの、いわゆる有酸素運動と、レジスタンス運動を組みあわせて行うことです。

これを一日に一五～六〇分程度、血糖値が上昇する食後三〇～六〇分後にあわせて始めると、より効果的です。注意したいのは、**運動を始めたら、最低一五～二〇分は**

続けることです。なぜなら、エネルギー消費の比率は、**運動を始めて一五分を境に、ブドウ糖中心から脂肪酸中心へと移行する**からです。ですから、一回の運動が一〇分程度だとしたら、たとえ一日のトータルの運動時間が一時間だとしても、エネルギー源として消費するのはブドウ糖だけで、脂肪酸は消費されないことになります。したがって脂肪酸のもととなる脂肪は減らず、糖尿病予防・改善の効果は半減します。

また、**無理して毎日続けるより、長く続けることのほうが重要**です。体調の悪いときなどは休んで、翌日からまた続ければいいのです。インスリンの働きを高める運動の効果は、翌日くらいまで持続します。

ただし、いま現在、糖尿病や高血圧などの治療を受けている人は、いきなり運動を始めると危険なことがありますから、医師に相談してください。

自分のことで恐縮ですが、私も体重が七二kgあったときは血糖値が上がって、糖尿病の一歩手前までいきました。それで定期的に走って、今は六五kg台をキープしています。その甲斐あってか血糖値は正常に戻り、体調はすこぶる良好です。運動の効果を改めて実感しているところです。

とはいっても、運動で食べすぎた分のエネルギーを消費するのは、なかなか難しいものがあります。食事と運動はあくまでも両輪です。「食事＋運動」だから効果があるということを、しっかり頭の中にインプットしておいていただきたいと思います。

薬のこと

糖尿病になって、食事療法と運動療法を一定期間行っても、血糖値のコントロールが改善しない場合もあります。そのときは、まず飲み薬（経口血糖降下薬）を投与することになります（ただし、著しい高血糖状態や吐き気、腹痛などの症状を伴うケトーシスなど急性代謝失調がある場合には、インスリン注射が必要です）。

飲み薬は、

①膵臓に働きかけ、インスリンの分泌を促すもの
②インスリンの抵抗性を改善して、インスリンが効果的に働くようにするもの
③ものを食べた後に急に血糖値が上がらないようにする、食後高血糖を改善するもの

と、大きく三つに分けられ、たとえば、①のインスリン分泌促進系の薬には「ＤＰＰ－４阻害薬」「スルホニル尿素薬（ＳＵ薬）」、「速効型インスリン分泌促進薬」、②の

インスリン抵抗性改善系の薬には「ビグアナイド薬」「チアゾリジン薬」、③の糖吸収・排泄調節系の薬には「ＳＧＬＴ２阻害薬」「α－グルコシダーゼ阻害薬」などがあります。医師は何種類かあるこれらの薬をＢＭＩと血糖コントロールの状態にあわせて選択したり、組みあわせて処方します。インスリン分泌促進系の薬の中でも特にＳＵ薬は、低血糖の副作用に注意が必要です。また、それぞれの経口血糖降下薬にはそれぞれの副作用や服用上の注意点があります。

食事療法と運動療法に加え、薬を飲んでも、まだ血糖値のコントロールがうまくいかない場合には、インスリン治療を行います。

インスリン製剤は、作用の違いで「超速効型」「速効型」「中間型」「混合型」「持続型」に分けられ、治療は超速効型か速効型のインスリン注射を一日三回、食前に打つところから始めます。そして、空腹時血糖値が下がらないときは、寝る前に中間型のインスリン注射を行い、血糖をコントロールするのが一般的です。インスリンも注射量が多すぎたり、食事量が少なすぎたり、運動によってインスリンが効きすぎたりする場合には低血糖を起こすことがあります。

服薬もインスリン治療も、大事なことは医師の処方にしたがって、きちんとスケジュールを守ることです。

また、飲み薬やインスリン注射が必要だといわれると、落胆する方がいらっしゃいますが、いったん薬や注射を始めた患者さんが、しっかり食事療法と運動療法を行うようになったら、薬やインスリンが不要になった、ということはよくあります。あるいは、コントロール不良のため入院して、しばらくインスリン注射を続けていたら、退院するときはインスリン注射がいらなくなった、というケースも少なくありません。

改善の可能性は十分あることを知って、治療に臨んでいただきたいと思います。

「一病息災」という言葉を胸に

糖尿病は一生の病気といわれるように、病気との長いつきあいが必要です。治療については、一生、気長に続けるという気持ちが大切です。

でも、うんざりしないでください。たしかに糖尿病という病気は厄介かもしれませんが、私はむしろ、その「マイナス」を「プラス」に変えることを考えたいと思います。

「一病息災」という言葉があります。**病気もなく健康な人よりも、一つぐらい持病があったほうが健康に気を配り、かえって長生きをする**、という意味ですね。私は、糖尿病ほど、この一病息災という言葉がぴったりの病気はないと思っているのです。

初期には自覚症状がほとんどありませんが、血糖値が高いまま放置すると、徐々に全身の血管や神経が傷害され、さまざまな合併症が起こってくるのが糖尿病です。このため、糖尿病がどの程度進んでいるのか、あるいは改善されているのかを定期的にチェック（検査）していく必要があります。

そして、最も重要なことは、チェックを続け、血糖コントロールがうまくいっているか、いないかを確認し、病状の悪化を未然に防げるようにしておくことです。そのため、糖尿病は「検査の病気」などともいわれますが、この**定期的な検査によって、患者さんは病気をもたない人以上に、積極的な体調管理を行うことができる**のです。

適度な食事制限や運動は、健常者にとっても、健康維持に重要です。そう考えると、糖尿病を抱えているということは、まさに一病息災だと思うのです。この一病息災の精神をもって糖尿病とつきあうことが、健康的な生活を送る最大のポイントではないでしょうか。

たしかに糖尿病の存在が、患者さんの心理に影響を与えることは、否めません。たとえば、将来の心配や、合併症の可能性についての心配もそうですし、きちんと養生しなければならないのに、できなかったときの罪の意識や不安、糖尿病をもっていることや、糖尿病と生きることを考えたときの落胆、怒り、糖尿病を管理するための持続的な努力のために「燃え尽きた」気持ち……などなど、多くの患者さんが感じていることだと思います。

だからこそ、私は、ここで「発想の転換」を提案したいのです。

すなわち、糖尿病は怖くない。**糖尿病があったおかげで、健康長寿を全《まっと》うできる。**

そう考えてほしいのです。

そして、私も、糖尿病研究の手綱《たづな》を緩めることは決してない、と皆さんにお約束します。

4章

すべては
患者さんのために

DCCT研究――糖尿病治療のジレンマ

今改めて振り返ってみますと、私が、東大に戻って研究を始めた当時は、経口血糖降下薬（飲み薬）やインスリンを使った血糖コントロールについて、「糖尿病の合併症は、よりよい血糖コントロールによって抑えられるだろう」という状況証拠や期待はありましたが、直接の科学的根拠はありませんでした。しかし、一九九三年に、DCCTという1型糖尿病の治療研究の結果が発表され、それにより、糖尿病の細小血管障害（合併症）の抑制には、血糖コントロールが重要であることが確認され、血糖コントロールがよいほど、合併症の発症リスクが下がることが示されました。

もう少し詳しくいいますと、1型糖尿病の従来の治療は、一日に一～二回のインスリン注射を打って、「ほどほどに症状が出ない程度」にHbA1cをコントロールするというものでした。これに対してDCCT研究は、一日に四回血糖値を測定して、それに基づいて四回インスリン注射を行って、HbA1cを七％まで下げるという治療（強化インスリン治療）です。そして、その結果、従来治療に比べて合併症を五〇～六〇％低下させることができました。

つまり、失明に至る網膜症や、透析に至る腎障害、足に激痛が走って眠ることもできなくなってしまうような神経障害……、そういうものが抑えられたわけです。このことは、私たち糖尿病医にとって吉報であり、インスリン治療の重要性を改めて教えられた研究結果で、この輝かしい研究結果は、ボストン・グローブ紙にも載りました。

その一方で同紙には、糖尿病治療のジレンマとして、浮かない顔をした1型糖尿病の少女とその母親の写真が掲載されました。

そのメッセージは、――血糖コントロールは確かに体に良いことがわかりました。でも、このような厳しい治療法にどこまで耐えられるでしょうか――ということだったのです。いくら血糖がコントロールできたとしても、自由や生きがいはなくなってしまう、そんな患者さんの不安な気持ちも、私たちは考えていく必要があります。

人によって、生きる意味や目的はさまざまだと思いますが、人間が人間らしく、あるいは自分らしく生きるには、やはり自由や生きがいといったものが必要です。強化インスリン治療は、患者さんからみると、その大切なものを奪ってしまうように感じられる場合があるのです。

患者さんの切なる願い

一方、2型糖尿病患者さんは、食事・運動療法だけの方もいますし、飲み薬を使ってコントロールしている方もいますし、インスリン注射を打っている方もいますが、一日に四回打つ強化インスリン治療を行っている方は、一〇~二〇%程度です。しかし、大変な苦しみや悩みを抱えているのは、1型患者さんと同じです。

東大病院の内科病棟では、かつて七夕の行事を行っていて、患者さんたちは自分の願いを短冊に書いて、竹笹に飾ります。そこには、「苦しい思いをせずに、痩せたい」、「好きな物を食べながら、糖尿病もコントロールしたい」、「食べたい物を食べられないなら、死んだほうがましだ」といったような、切実な言葉が綴られていました。

こうしたことを知るにつれ、私は医師として、ただ単に病気を治すのではなく、**患者さんのQOLの維持・向上に細心の注意を払った医療を行うことが大事**だと、ますます思うようになりました。そして、医学的目標とQOLが両立した治療は、結果的に、治療効果が上がることも実感しています。

患者さんにとっての治療の成果の指標は、医学的には、

- 急性症状の消失
- 検査所見の改善
- 慢性合併症の治療と予防

です。

しかし、患者さんにとって同じように重要なのは、

- 日常生活の制限
- 社会生活の制限
- 自由の剥奪感
- 不安
- 精神的負担

など、ＱＯＬにかかわることではないでしょうか。

前述した強化インスリン治療も、七夕で患者さんが短冊に書いた「願い」も、すべてはこのＱＯＬの問題に集約されます。

ＥＢＭとＮＢＭ

「エビデンスに基づく医療（ＥＢＭ）」と「患者との対話に基づく医療（ＮＢＭ）」という捉え方があります。

「エビデンスに基づく医療」というのは、臨床研究による根拠に基づいて、最適な治療を行う医療です。これは非常に大事なことで、医学の進歩に重要な役割を果たしてきたことは、いまさらいうまでもありません。

しかし、これは**平均値の医療**です。個々の患者さんの、個の医療ではありません。では、**個の医療**とは、どういう医療なのかというと、それこそが、「患者との対話に基づく医療」なのです。

ＮＢＭは、対話を通じて、医師と患者さんの「**治療同盟**」が形成されて、全人的な診断・治療が可能になります。また、対話を通じて、ＱＯＬをはじめとした患者さん自身の意向や価値観を尊重する「**患者中心医療**」が可能となります。

同じ糖尿病といっても、誰一人同じ患者さんはいません。病状も違えば、患者さんの資質や体質、取り巻く環境も違います。それを十把《じっぱ》一絡《ひとから》げにして、同じ治療をすること自体、そもそもおかしいのです。

「エビデンスに基づく医療」をどう、それぞれの患者さんにあてはめていくか。その患者さんが置かれている状況や気持ちも考えたうえで治療にあたることが、患者さん中心の医療です。そして、この**患者中心医療は、私の医師としての基本的な考え**でもあります。

恩師である小坂先生は、次のように個の医療のコンセプトを提唱されました。

人は、構造的にも機能的にも、統一された身体をもち、遺伝、生活体験、知識、感情、信条、思想など、他と異なる固有の精神と自主独立の人格をもち、加えて、家族的、社会的に共同生活を営んでいる。医療においても、このことが特に尊重されねばならない。

私にとって、今でも心に響いている言葉の一つです。

耳を傾けて、共感する

私の回診は、長くて不評です。というのも、患者さんと同じ視線で、できるだけ患者さんの本音を引き出せるように、ベッドサイドでていねいに会話をするようにしているからです。

たとえば、ある患者さんが、何らかの理由で、インスリン注射を拒まれているのであれば、その状況を研修医とのコミュニケーションやカルテで、あらかじめ予備知識として把握してから回診を行い、患者さんが納得できるように、わかりやすくお話しするように心がけています。

また、患者さんがどういうふうに考えているのかよくわからない状況でも、これまで私なりに学んできた技法を使って、何を考えているのかをベッドサイドの会話から聞き出すこともあります。

これが、**患者さんとの対話に基づく医療の出発点**です。そして、その基本の考えとなるものは、患者さんは「病める者」であり、「弱い者」であるからこそ、患者さんの立場になって、患者さんの言葉に耳を傾けて、共感をするということです。

傾聴・共感は、すべての前提になります。患者さんの食事療法や運動療法、インスリン注射の施行などが不十分な場合は多々ありますが、患者さんは「何とか自分で向きあいたい」という気持ちをもっています。ですから、それをうまく引き出せないのは、医療者側に責任があると私は思っています。

患者さんは、糖尿病と向きあう途上にあるのだという気持ちをもって、診療することが大事で、患者さんを「アドヒアランスが悪いせいだ」といって批判したり、「糖尿病の患者さんは得てしてこういう性格をもっていて困る」などといって、自分の責任を棚上げしたりしないように努力しています。

患者さんの気持ちになって

また、私が非常に大事だと思うのは、合併症が進んできた患者さんへの対応です。これまで糖尿病だとわかっていても受診しなかったり、治療を中断してしまったりしたことが背景となって、合併症が進んではじめて来院される方も多くいます。

前述しましたが、そんなとき、ともすれば医師は、「なぜ、こんなになるまで放っておいたのか」、「もっと早く来てくれたら、こんな合併症は起こらなかったのに」と、患者さんを責めます。でも、それは禁句です。「よく来てくれましたね。今の段階から一生懸命治療すれば、進行を止めることができるし、大きく改善させることもできますよ」という言い方が大切だと思っています。

そうすると、**同じ治療を行うにしても、患者さんの気持ちはまったく逆方向に向きます。**前者のような言い方をすると、患者さんは、自分のこれまでを後悔して、医療者側を少し遠いものに感じたり、「自分はもう駄目なんだ」と思いがちですが、後者のような言い方をすると、積極的に病気に立ち向かおうとします。中には目を輝かせて、「今から頑張れば、透析を避けることもできるのですね」と、おっしゃる患者さんもいらっしゃいます。**すべての患者さんは、「よくなりたい」と願っているのです。**医師はまず、その原点をしっかりと把握しておくことが大切だと思います。

また、定期通院をしていただいていると、何らかのことをきっかけに、三年後に良くなる方もいれば、一〇年後、一五年後に良くなる方もいます。

誰でも、何かをするには個人差があると思うのです。たとえば私は不器用なので、他の人にとっては簡単と思われるようなメカ操作でも、身につけるには時間がかかります。それと同じように患者さんも「糖尿病と向きあおうとしているが実行できる前の段階」から「糖尿病と向きあい実行できる段階」へと上がるのに、早い遅いの違いがありますから、そういうことを認めてあげるべきなのです。そして、**「遅い人」だからこそ、こちらの助けを必要としているという考えをもつべき**だと思います。患者さん中心の医療とは、こういうことです。

患者さんに還元するということ

私が、「臨床か、研究か」ということで悩んだ末、臨床と研究という両立の道を選んだことは前述したとおりですが、二足の草鞋《わらじ》を履く生活の中ではっきりわかったことは、臨床と研究は密接につながっているということです。**素晴らしい研究をすれば、それは患者さんに大きく還元される。**多くの研究の成果とともに、それは確信になりました。

東大第三内科の教授だった冲中《おきなか》重雄先生は、退官時の最終講義（一九六三年）の中で、

「書かれた医学は過去の医学であり、眼前に悩む患者の中に、明日の医学の教科書の中身がある」

という言葉を医学部の学生に贈られました。

つまり、医学の教科書を勉強することは大事ですが、教科書で勉強するだけでは、これまでの医学は身につくけれど、医学を発展させることはできない。医学を発展さ

せるためには、目の前で悩んでいる人を熱心に診療し、その患者さんから得られた問題を課題にして研究をすることが大事だということです。そして、明日の教科書は、それによって書かれるということです。

冲中先生は、研究というのは、こういうところから出発しなければいけない、と教えてくださったのでした。

アディポネクチン受容体の発見——研究の成果を伝えたい

思えば、私も、この長い研究生活において、常に頭の中にあったのは、患者さんのことでした。私に「『白い杖』は、——親しい友人に、なって欲しくないです」と手紙をくれた研修医時代に受けもった患者さん、私が書いたサマリーをずっとバイブルのように肌身離さずもっていてくださった患者さん、そして、これまで出会ったすべての患者さんたち、さらに、直接は出会えない**世界中のすべての糖尿病患者さんに、私の研究の成果を届けたい**と、思い続けてきました。

前述しましたが、2型糖尿病発症における膵β細胞の役割の解明、およびIRS－2同定のきっかけとなったIRS－1遺伝子欠損マウスの作製（Insulin resistance

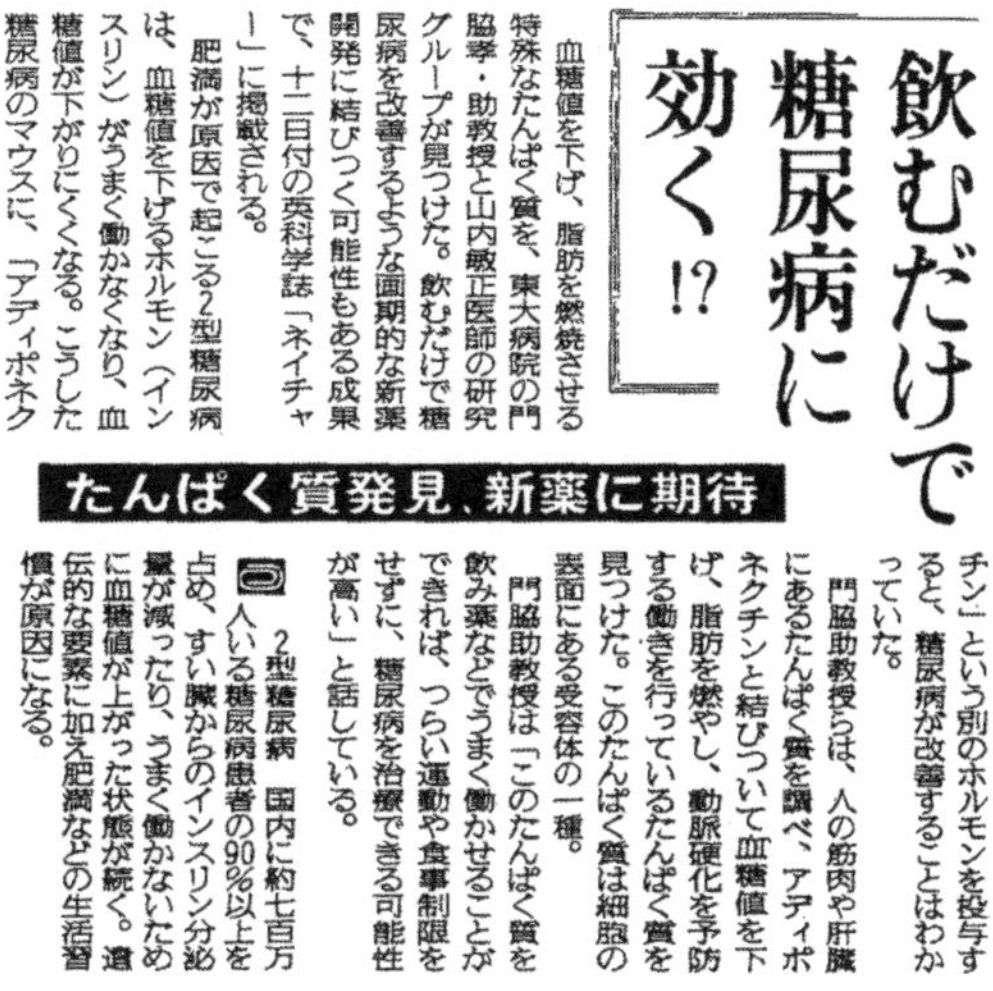

飲むだけで糖尿病に効く⁉

たんぱく質発見、新薬に期待

血糖値を下げ、脂肪を燃焼させる特殊なたんぱく質を、東大病院の門脇孝・助教授と山内敏正医師の研究グループが見つけた。飲むだけで糖尿病を改善するような画期的な新薬開発に結びつく可能性もある成果で、十二日付の英科学誌「ネイチャー」に掲載される。

肥満が原因で起こる2型糖尿病は、血糖値を下げるホルモン（インスリン）がうまく働かなくなり、血糖値が下がりにくくなる。こうした糖尿病のマウスに、「アディポネクチン」という別のホルモンを投与すると、糖尿病が改善することはわかっていた。

門脇助教授らは、人の筋肉や肝臓にあるたんぱく質を調べ、アディポネクチンと結びついて血糖値を下げ、脂肪を燃やし、動脈硬化を予防する働きを行っているたんぱく質を見つけた。このたんぱく質は細胞の表面にある受容体の一種。

門脇助教授は「このたんぱく質を飲み薬などでうまく働かせることができれば、つらい運動や食事制限をせずに、糖尿病を治療できる可能性が高い」と話している。

2型糖尿病　国内に約七百万人いる糖尿病患者の90％以上を占め、すい臓からのインスリン分泌量が減ったり、うまく働かないために血糖値が上がった状態が続く。遺伝的な要素に加え肥満などの生活習慣が原因になる。

読売新聞（2003年6月12日）

and growth retardation in mice lacking insulin receptor substrate-1. Nature 372:182-186, 1994）、小型脂肪細胞仮説の提唱、およびアディポネクチンのインスリン感受性亢進作用同定のきっかけとなったＰＰＡＲγの研究（PPAR gamma mediates high-fat diet-induced adipocyte hypertrophy and insulin resistance. Molecular Cell 4:597-609, 1999）、まったく新規のシグナル伝達経路や立体構造の発見、およびオリジナルなアカデミア発創薬のきっかけとなったアディポネクチン受容体の世界初のクローニング（Cloning of adiponectin receptors that mediate antidiabetic metabolic effects.

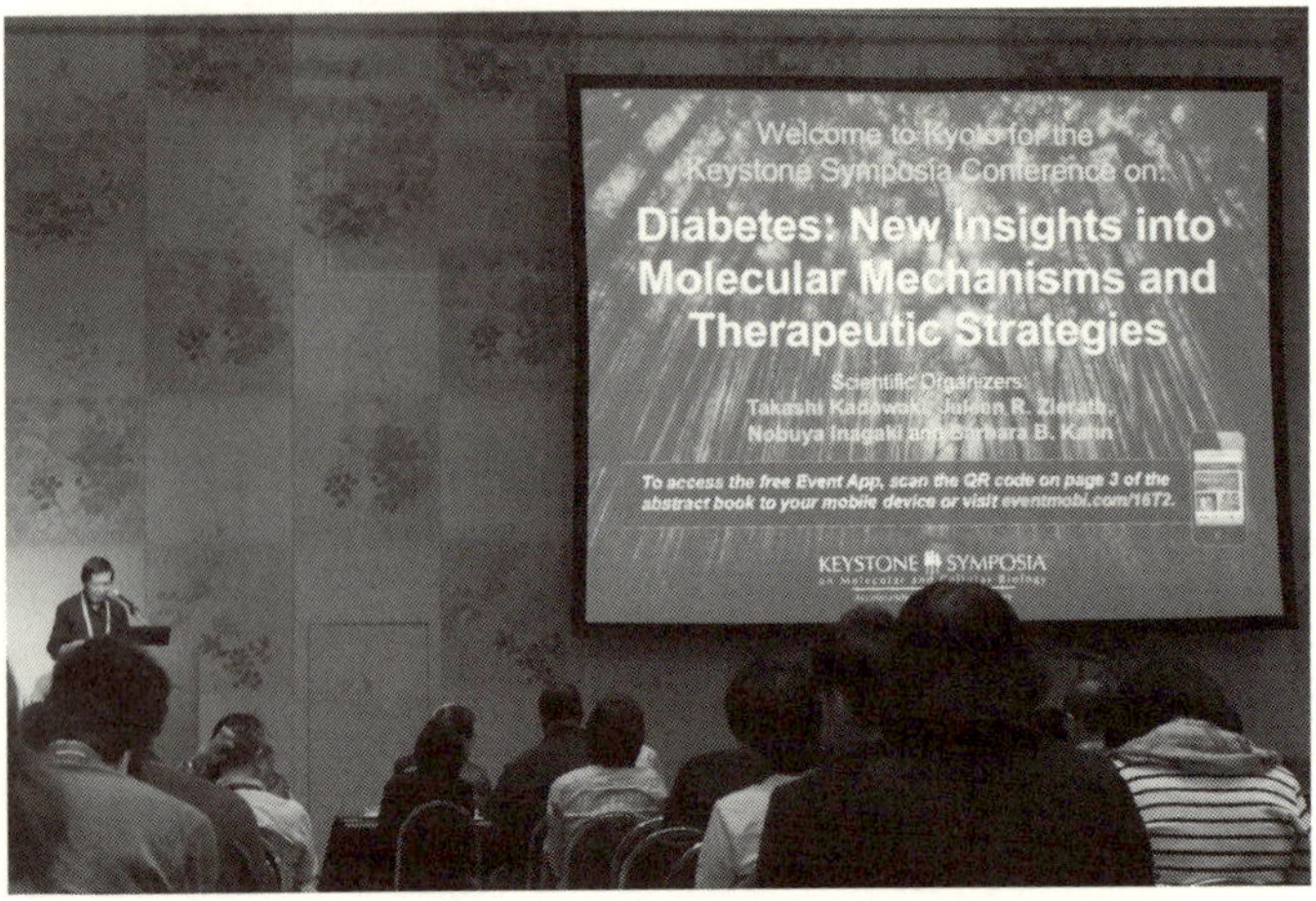
Diabetes: New Insights into
Molecular Mechanisms and
Therapeutic Strategies
Scientific Organizers:
To access the free Event App, scan the QR code on page 3 of the abstract book to your mobile device or visit eventmobi.com/16T2.
KEYSTONE SYMPOSIA

キーストン・シンポジアにて（2015年）

Nature 423:762-768, 2003）も、すべてはこうした患者さんへの強い思いから発せられています。

ついでながら、このアディポネクチン受容体の発見は、当時の新聞に、「飲むだけで糖尿病に効く!?」「たんぱく質発見、新薬に期待」という見出しで取り上げられました。私は、このときからすでに、つらい運動制限や食事制限をせずに、糖尿病を治す薬を考えていました。それが**アディポロン**です。

また、**コールド・ハーバー・シンポジウム**や、**キーストン・シンポジア**に招かれ、講演を行うという名誉にもあずかりましたが、それも患者さんに対する強い思いがあ

J-DOIT3の意義と波及効果

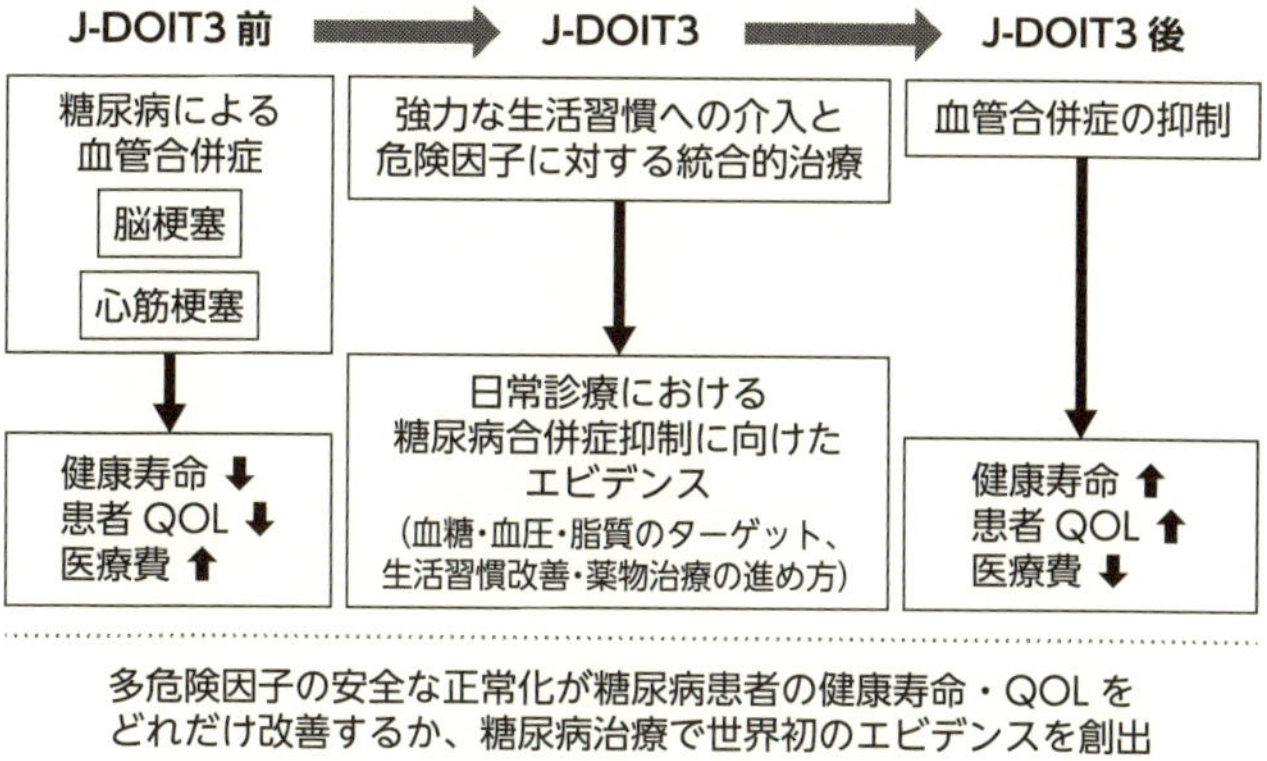

ったからこそ、実現できたことです。

あるいは、私は、「糖尿病予防のための戦略研究課題３（Ｊ－ＤＯＩＴ３）」の研究リーダーを務めていますが、これも患者さんの苦しみを、少しでもやわらげたいと思う気持ちからです。

この研究は、厚生労働省の「健康フロンティア戦略」の一貫として実施されている「糖尿病予防のための戦略研究」の一つで、血糖・血圧・脂質を安全に正常に近づけることによって糖尿病の合併症をどれだけ抑制できるか検証する世界でも類を見ない大規模な研究で、私はライフワークとしても取り組んでいます。Ｊ－ＤＯＩＴ３では、植木浩二郎君が研究事務局長として中心的な役割を務めてくれています。

欧米で行われた大規模介入研究と比べ、重症低血糖の発症率が一ケタ以上低く抑えられつつ推移しています。この成果は、合併症の抑制、また健康寿命やＱＯＬの向上に直結するものと考えます。約一〇年近く行われてきたＪ－ＤＯＩＴ３は二〇一六年三月末で介入研究の部分が終了し、解析が行われることになっています。

治療の両輪――「先制医療」と「再生医療」

近年、糖尿病の研究は、著しく進歩しています。約九五年前、インスリンが発見されて以来、それは加速度的に進歩し、現在では「先制医療」と「再生医療」が、糖尿病医療の両輪になってきたといえます。

先制医療は、今、私たちが目指している医療です。それは、遺伝子やその他の情報から病気の発症前に病気を予測して、あらかじめ生活習慣に介入するなど予防的な治療を行うことにより、病気の発症を防ぐ医療、すなわち病気にならないための医療であるとともに、病気になっても遺伝子やその他の情報から最適の薬剤の選択などが行われ、重症化せず合併症を起こさない医療です。

そのためには、患者さん一人一人の遺伝子をはじめとする体質や糖尿病のタイプ、

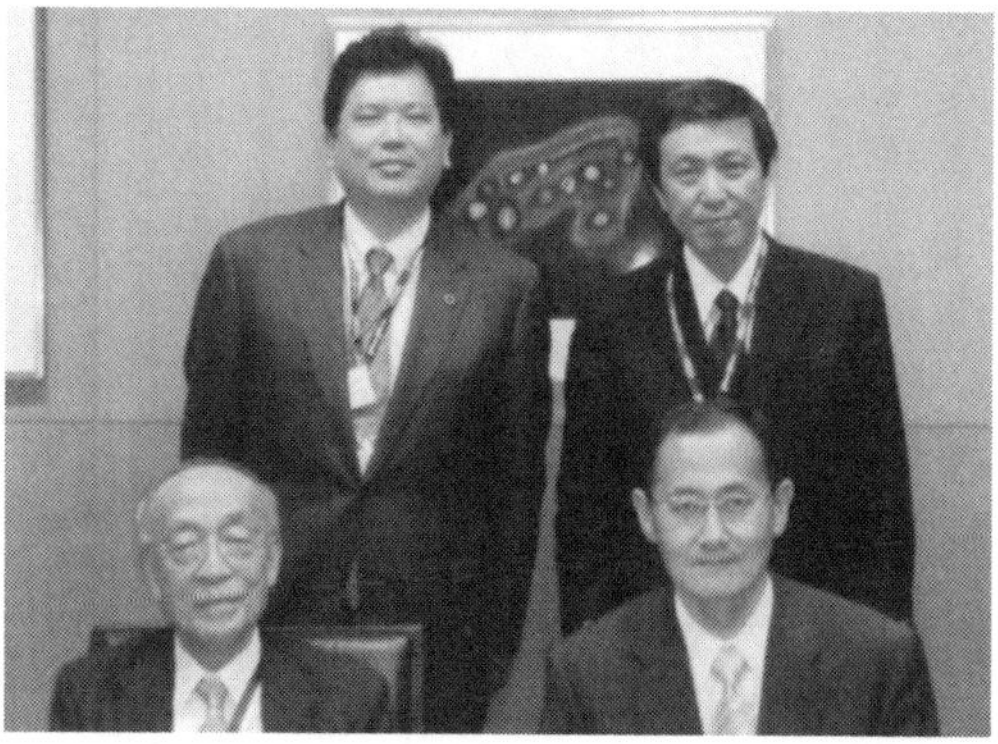

第51回日本糖尿病学会年次学術集会の会長として特別講演にお招きした山中伸弥先生らと――前列左から井村裕夫先生、山中伸弥先生、後列左から植木浩二郎先生、私（2008年）

病態を十分に把握し、たとえば、アディポネクチンの量を測ったり、内臓脂肪や異所性脂肪を測ったりして、食事療法や運動療法、さらに必要であれば薬を使用するなど、それぞれの患者さんに最適な保健指導・療養指導を行います。つまり、患者さん中心の予防・治療であり、目指すは患者さんに負担がなく、自分の夢を叶えることができる医療です。

一方、再生医療は、失われた体の細胞、組織、器官の再生や、機能の回復を目的とした医療です。再生医療にはいくつかの種類がありますが、その一つが幹細胞を応用したもので、京都大学の山中伸弥先生が作製に成功したｉＰＳ細胞は、今後の医療で重要な役割をもつものです。

ｉＰＳ細胞を用いた再生医療は、１型糖尿病での膵臓再生、および糖尿病合併症での臓器再生に応用が可能です。すでに膵臓のβ細胞再生の研究は着手されており、二〇一六〜二〇一七年には本格的な成功が見込まれていて、その五年後以降にヒトへの臨床研究が行われる計画です。このように、今までの医療では治りきらない病気を細胞レベルで治すのが再生医療です。

糖尿病と合併症の根絶のためには、この再生医療と先制医療のどちらもが重要だと**いうことです。**そして、これらの研究は、すべて患者さんのためのものだということを、ここで改めていっておきたいと思います。

真理の探究——科学者という存在が目指したいもの

私は、科学者に必要なものは、以下のようなことだと考えています。

- 敬虔《けいけん》……実験事実・観察にのみ忠実である
- 勇気……真実の前には、権威にも怯《ひる》まない
- 情熱……科学的真理への絶ゆまぬ接近の努力
- 創造……新しい仮説の提唱や法則の発見に向けた自由な発想

真理へのらせん的接近

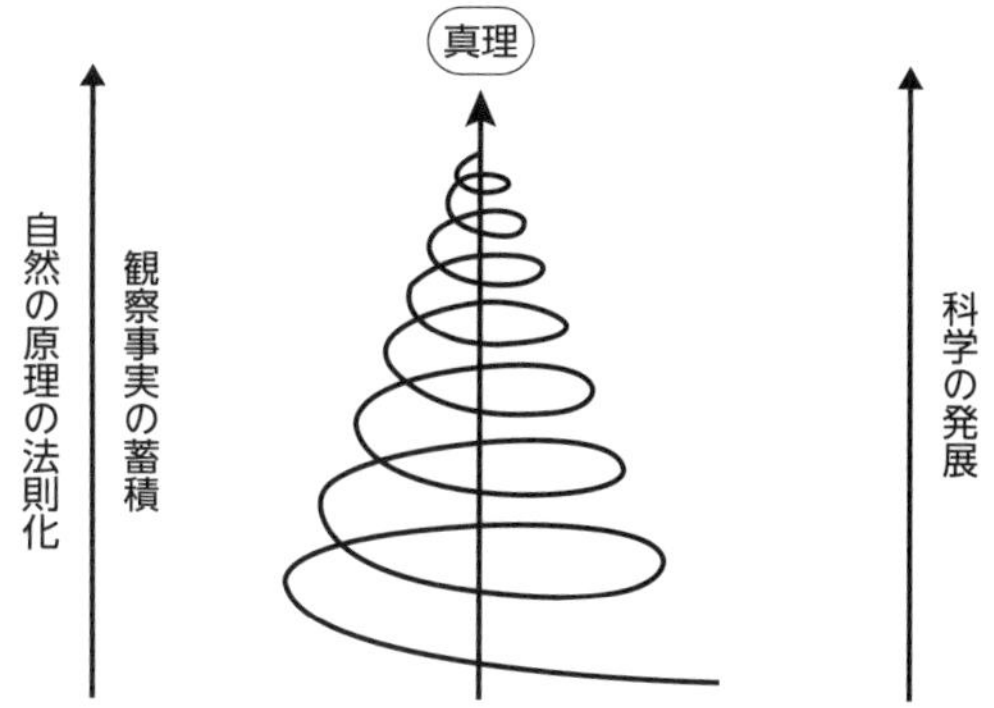

　学術は、基礎研究から臨床研究、疫学研究に至るまで「科学」です。そして、科学に携わるということは、真理にいかに近づくか、ということだと思います。

「科学する」ということは、謙虚に一つ一つの観察事実や真実を確かめながら、真理というものを想定し、それに少しずつ近づいていくという、いわば、「真理へのらせん的接近」ということができます。そして、そこから得られるものは、「科学知」です。

　しかし、医学というのは、人間の営みです。ですから、そこには当然、「ヒューマニズム」というものが入り込んできます。そのヒューマニズムは「人間知」です。その**科学知と人間知がつなが**

ると、**科学の進歩そして人間の幸福に結びつく**のだと思うのです。

科学だけがあっても、決して私たちは幸せになれませんし、病気をはじめとするさまざまな苦しみから解放されることもありません。

では、ヒューマニズムとは何かというと、私は「自己実現」への希求だと思うのです。簡単にいうと、人生に目的や目標をもって、その実現のために努力し成し遂げることへの思いでしょうか。

私たち医療者は、患者さんの自己実現を支援、あるいは目の前の患者さんだけでなく、世の中の患者さんのために役立つということで、私たちの思いを自己実現します。つまり、医療者と患者さんというのは、治療や医療のパートナーであるだけではなく、ともに**自己実現という価値観で結ばれている**のです。

私は、患者さんのために役立ちたいという思いで、医師・研究者という道を選んだわけですから、いつも原点を思い起こして、これからも活動していきたいと思っています。

エピローグ

実験データを虚心坦懐に見る。

高い塀の向こうの美しい風景を知りたいという好奇心。

日曜日でも研究室に来て実験する向上心。


恩師である春日雅人先生は、私に「実験の心がまえ」をこう教えてくださいました。

また、留学先のＮＩＨのシミアン・テイラー博士からは、

「実験データは完全に再現性のあるものを用い、絶対に誤りのないように」

と、徹底的に教え込まれました。

こうした恩師たちの研究に対する姿勢を身をもって感じる中で、私は、研究とは「真理」を希求する長い旅だと思うに至りました。

真理は、私たち人間がつくるものではなく、そこに「在る」ものです。しかし、その在るものを見つけるのは、そう容易《たやす》いことではありません。それをいかに見つける

か――。そこに多くの研究があって、科学の発展があるのではないでしょうか。

そして、その真理に近づく研究は、仮説と検証により、少しずつ前進していくものです。すなわち、合理的な仮説を立てて、実験・観察を行うわけですが、このとき、「正しくない実験」・「誤った観察」をしてしまったなら、たとえ仮説から予測された結果が出ても、それは仮説が誤って検証されることになり、科学が停滞します。また、「正しくない実験」・「誤った観察」から得られた「予測と不一致の正しくない結果」を鵜呑みにして、誤った仮説を提唱することは、真理からの逸脱になってしまいます。

しかし、「正しい実験」・「ありのままの観察」が行われ、仮説から予測された結果が出たなら、それは仮説が検証されたということであり、一歩真理に近づいたことになります。

一方、予測と不一致の結果が出たときも、観察事実に誠実であることが大事です。そして、そこから自由な発想で仮説との矛盾を止揚して、発展した仮説を提唱します。このことが、真理への飛躍的接近につながると、私は確信しています。なぜなら、従来の学説や私たち自身の立てた仮説と異なる実験結果が得られたときに、いつも私たちは新しい発見をすることができたからです。

思えば、ＩＲＳ－１欠損マウスをつくって、ブドウ糖負荷試験を行ったときもそうでした。マウスは完全に、糖尿病になっていると予想していたのに、実際は糖尿病を発症していませんでした。

脂肪細胞をつくる遺伝子「ＰＰＡＲγ」のないマウスをつくって、高脂肪食を食べさせたときもそうでした。予測では、ひどい糖尿病になると思っていたのに、マウスは太らないし、インスリン抵抗性にもなりませんでした。あのとき、「そんなはずはない、何かの間違いだ」と、実験結果を無視してしまっていたら、科学は停滞してしまい、何の発見もなかったと思います。

でも、私たちは、さらなる仮説を立て、次なる実験に進みました。それが、アディポネクチンの作用の発見や受容体の発見につながっていったのだと思うのです。

また、実験自体がなかなかうまくいかなくて、苦労したこともあります。たとえば、アディポネクチン受容体を同定する実験もそうでした。

アディポネクチンはベタベタしていて、関係のない細胞まで採れてしまうのです。

そこで私が出したアイデアが、アディポネクチンに蛍光色素をつけるというものでした。2章で述べましたように、それは受容体がもっている性質を利用したもので、これによってアディポネクチンの受容体（AdipoR1）を同定し、次にAdipoR2を同定することができました。

しかも、このアディポネクチン受容体は、Gタンパク質共役型受容体とはまったく逆の向きをしていました。これは私たちの想像をはるかに超えた事実でした。このときも、何度も何度も実験を繰り返し、それが正しいことを確認しました。

そして、理化学研究所の横山茂之先生のグループと長年手がけてきたアディポネクチン受容体の立体構造の解明を完成させ、二〇一五年に「ネイチャー」誌に発表しました。アディポネクチン受容体はその一二年前に私たちが提唱したように七回膜貫通型の受容体であり、Gタンパク質共役型受容体とまったく逆向きの新しい構造をしていることが最終的に確認されたのです。

こうした予測不一致の結果こそ、まさに私にとって、研究を飛躍的に発展させる大きなチャンスだったといえます。

日本糖尿病学会は、二〇一三年六月一日より、血糖コントロールの目標値を

「HbA1c七％未満」とすると、熊本市で開催された第56回日本糖尿病学会年次学術集会で、「熊本宣言２０１３」として発表しました。

前述したとおりHbA1cを七％未満に抑えると、合併症を抑えられるというエビデンスは、ＤＣＣＴ研究（１型糖尿病の治療研究）が一番先に示しましたが、日本では一九九五年に熊本大学の研究が２型糖尿病で示したという経緯があります。また、これより少し前に英国でも２型糖尿病を対象としたＵＫＰＤＳという研究が行われ、ここでもHbA1c七％未満が重要であることが確認されました。

こうしたこともあって、改めてHbA1cを七％未満に保つことを呼びかけたのが「熊本宣言２０１３」で、「あなたとあなたの大切な人のためにKeep your A1c below ７％」をキャッチフレーズに、浸透をはかっています。

また、私は二〇一〇年の岡山での年次学術集会で、「日本糖尿病学会アクションプラン２０１０（DREAMS）」を理事長声明として出しました。それは、今後五年間の学会としての活動目標のプランで、DREAMSは、この六項目の頭文字です。

そして、声明から五年経った昨年、さらにこのことを推進していこうということで、糖尿病のコントロール・ケアから、予防・根治の実現に向けて、活動しています。

「第２次対糖尿病戦略５カ年計画」に基づく
日本糖尿病学会のアクションプラン2010(DREAMS)
(2010年５月27日 第53回年次学術集会〈岡山〉 理事長声明)

―今後の５年間の活動目標―

① 糖尿病の早期診断・早期治療体制の構築 (**D**iagnosis and Care)
② 研究の推進と人材の育成 (**R**esearch to Cure)
③ エビデンスの構築と普及 (**E**vidence for Optimum Care)
④ 国際連携 (**A**lliance for Diabetes)
⑤ 糖尿病予防 (**M**entoring Program for Prevention)
⑥ 糖尿病の抑制 (**S**top the DM)

ごく最近のデータによれば、わが国では男性の肥満傾向もようやく横ばいになり、それとともに糖尿病の発症者数が近い将来、横ばいから減少に転じるという報告も出されています。DREAMSプランの一部が実現しつつある、という実感をもっています。

前述したように、現在、「再生医療」と「先制医療」が糖尿病医療の両輪と考えられるようになりました。病気の根絶には、これら両方ともが大事ですが、こと**糖尿病の予防と抑制に関しては、先制医療の役割がとても重要**です。

今、私たちが目指しているのは、この先制医療です。先制医療は、一人一人の患者さんにあったテーラーメイド医療の予防と治療であり、言い換えれば、**患者さん中心の医療**です。

私たちが開発中のアディポロンは、この先制医療の中核になると、私は確信しています。患者さんが、食事制限や運動などの負担を強いられることなく、健康を維持し、かつ自由に自身の夢を叶えるような生活を送る。糖尿病医として、これほど嬉しいことはありません。

Living with Diabetes――糖尿病と共に生きる。

そして、

Breaking up with Diabetes――糖尿病よ、さようなら。

最終的に目指すところは、もちろん、糖尿病のない世界です。

そのためには、さらなる研究を続け、前に進むことが、今の私の使命だと思っています。

著者●門脇 孝（かどわき・たかし）
1952年青森県生まれ。東京大学大学院医学系研究科糖尿病・代謝内科教授。東京大学医学部卒業。東京大学医学部第三内科入局後、NIH（アメリカ国立衛生研究所）糖尿病部門客員研究員、東京大学大学院医学系研究科糖尿病・代謝内科助教授を経て、2003年より現職。2008年より日本糖尿病学会理事長。2011年4月より東京大学医学部附属病院院長（〜2015年3月）。2016年第113回日本内科学会総会・講演会会長。2010年紫綬褒章受章。2013年日本学士院賞受賞。他に、ベルツ賞、持田記念学術賞、日本糖尿病学会学会賞（ハーゲドーン賞）、高峰記念三共賞、日本医師会医学賞、上原賞、日本糖尿病・肥満動物学会学会賞（米田賞）、武田医学賞、日本内分泌学会学会賞、日本肥満学会賞、日本糖尿病合併症学会賞、鈴木万平記念糖尿病国際賞など、受賞多数。編著に『カラー版 内科学』『ポケット判 カラー 内科学』『糖尿病学』（いずれも西村書店）などがある。

医学のすすめ
すべては患者の幸せと医療の発展のために

2016年4月27日　初版第1刷発行

著　者　門脇　孝
発行者　西村正徳
発行所　西村書店
東京出版編集部　〒102-0071 東京都千代田区富士見2-4-6
Tel.03-3239-7671　Fax.03-3239-7622
www.nishimurashoten.co.jp
印刷・製本　中央精版印刷株式会社

ISBN978-4-89013-749-7

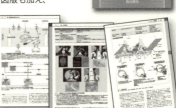